药物的故事

〔美〕亨利·科尔宾·富勒 著

庄玉晨 译

天津出版传媒集团

天津科学技术出版社

图书在版编目(CIP)数据

药物的故事 /（美）亨利·科尔宾·富勒著；庄玉晨译. —— 天津：天津科学技术出版社，2018.8

ISBN 978-7-5576-5345-3

Ⅰ. ①药… Ⅱ. ①亨… ②庄… Ⅲ. ①药物学一普及读物 Ⅳ. ①R9—49

中国版本图书馆 CIP 数据核字(2018)第 119136 号

责任编辑：王朝闻

天津出版传媒集团

天津科学技术出版社出版

出版人：蔡　颢

天津市和平区西康路 35 号　邮编：300051

电话（022）23332400

网址：www.tjkjcbs.com.cn

新华书店经销

北京财经印刷厂印刷

开本　710×1000　1/16　印张　15.75　字数　200 000

2018 年 8 月第 1 版第 1 次印刷

定价：49.80 元

如对本书有意见和建议或本书有印装问题,请致电 010—50976448

前　　言

　　非医学专业人士对获取医学知识的需求不断扩大，与此同时，现在市面上流传着许多对于医药行业各个阶段的误解和谬论，因此将医学作品以生动有趣的形象公之于众刻不容缓。在与老百姓谈及药物的特征和性质的时候，大多数人对于药用制剂究竟是什么，它们从何而来以及可以在多大程度上治疗疾病等问题存在着困惑。

　　若一位专家熟悉公共福利这一科学分支，那么他在一年的时间里要回答上千个问题，这些问题种类繁多且意义重大，这表明了人们对当今文明社会所需的知识的渴望。

　　本书的主题和内容的编纂是受到了一位积极投身于科学事业的科学家的审慎咨询与讨论的启发。在过去的二十年间，他与各界各层次的专业人士以及各文化领域的民众交流密切。

　　这本书不是一本科学论著。事实上，我们尽量避免把书编写成专业著作。本书尽可能地用日常用语来呈现药物工业各个阶段的故事，而正如之前我们说的，它是为满足非科学人士的好奇心而编写的。

　　本书分为不同章节，但是由于本书是一系列文献资料的汇编而非连贯叙述，因此尚未按照周期性顺序排列这些资料。

　　本书首先是对药物的定义和起源进行简要概述，紧接着是对药物行业发展史的概要，最后对药物的制作过程进行详细阐述。

酒精问题已经使美国乃至世界深受其害,由于对认知酒精和含酒精药物的重要性存在着许多错误的观点,因此有必要花费一些时间来确定酒精在药物和医药行业的真实地位。同样,虽然程度较轻,人们心里已经恼怒于成瘾药物模糊不清的概念、副作用的程度以及某些药物的特殊性质。由于大众对这个问题的广泛关注,一些关于成瘾药物具体的解释已经公之于众,用以消除人们对成瘾药物的一些错误认知。

很多年前,在科学和流行媒体上的一些煽动性文章引起了人们培育成瘾药材的广泛兴趣,似乎每十个人中就有一个人计划将这一如同雾里看花般的兴趣爱好付诸实践。值得庆幸的是,这或多或少有点消极的兴趣并不会对他们的账户存款造成损失。这些人的银行账户应该为此感到幸运。基于个人观察人工繁育草药所需的操作,对现存的环境状况进行定义以驱散狂热者不切实际的幻想,共同组成了《药物的种植》这一短小的章节。

医学界依赖天然药品的程度和美国南部山区药物采集行业的相关报告共同组成了一个章节。

在药品行业中,没有哪种药品能像专利药一样对唤醒并维护社会公共利益起着同样重要的作用。但整个行业中对专利药的误解和谣传也最多。为专利药物进行正名、区分虚假商品与合法老字号以及确立家族制剂的实际经济地位等相关措施已经付诸实践。

在讨论常见药的同时,自然也需要关注这些常见药在家中用于治疗许多小伤小病及其随意地自我治疗的程度。在这方面,需要强调疾病预防的重要性以及昆虫与动物的活动在疾病传播中的关系。

疫苗和血清疗法变得愈发重要,因此更需要解释抗毒素、疫苗、免疫剂的特性和区别。神秘莫测的维生素的出现以及大众对它的好奇心,使得我们若是对其历史的发展进程不加以了解,当今制药业的相关工作恐怕会无法进行下去。

有一篇简短的章节,对药品以及女性日常工作中所需的化妆品和其他美容方法加以严格的限制这一现象进行了介绍。这些化妆品制剂现在已经在美国人民的生活中占有一席之地,且不再被视为奢侈品,而是满足现代生活的必需品。

反映美国人民生活中神经过敏倾向的情绪失常、花粉症,一直是一个热门话题。其特点是周期性发作和短暂性的不适,且通常没有永久性的后遗症效应,其顽固的耐药性使它成为人类疾病中的一种特例。由于人们对此表现出一定的兴趣,随即出现了一种新的合理的治疗模式。严格来说,在不是医学论文的本书中对其进行些许讨论是十分必要的。

在编写的过程中,一位著名的律师提出,要有针对性地对立法在药物的制作和运输方面的作用进行描述,尤其要以与此行政事务有着密切关系的作者的观点。

在某些方面药物产业确实做出了改革,这也要归功于某些重要的法律,如《食品药品禁酒法案》(the Food and Drug and Prohibition Acts),以及几个联邦和市政当局日益增加的活动。这个话题的概要组成最后一个章节,其中表达了一位无偏见观察者对这一重要行业在过去二十年间为应对众多规则和制约所做出的反应。

尽管药物和医学界中还有很多有争议的问题,在这里我们并未对其进行讨论,因为这会造成一些误解,故此刻意避开。

虽然在药品专业及商业界存在着广泛的个人认知和见解,但无论从历史还是新闻中,作者依然很少有机会获得大量数据。同时,衷心地感谢那些伸出援助之手的朋友。

为了此书更易被理解,也为了大家能够尽可能地读懂那些生僻的专业术语,富勒女士(Mrs. Fuller)、马福尔德女士(Mrs. Milford)以及诸多非专业技术的友人对本书内容进行了细致的考察。他们的意见和想法已被采纳,并以更佳的描述方法呈现给大家。

作者对他们所作的贡献及给予的帮助深表感谢,同时感谢阿达·
维普小姐(Miss Ada Whipp)对数据和文稿的编纂,为本书的圆满完成
做出了巨大的贡献。

注:本书出版于1922年。

目录 CONTENTS

第一章 药物的定义及其来源

　　人们对药物和医学总是有很大的兴趣和好奇心,一定程度上是因为家庭医生和药剂师身上那种神秘的色彩。他们为我们每个人床旁的瓶瓶罐罐和药粉蒙上了神秘的面纱。美国人热衷于类似暗示性的谜语、难以理解的图画文字等事物,而医生将一张张写有这样难懂文字的纸条交给药剂师后,被翻译成了一瓶瓶止咳糖浆或者头痛粉,从而引发了我们的想象。我们查阅各种与专利药物主题相关的文章,无论其准确与否。为此,我们在税务及最新创新主题栏目中展开搜寻,同时也仔细读过晨报中关于描写前一夜的醉汉如何被抓的专栏,糟糕的是搜索出的条目大多是这样的内容,究其原因在于"酒精饮料"与"洗发"的紧密联系[1];到目前为止,一份日报中如果没有布兰科医生(Dr. Blank)文稿的版块,就不能算作是一份完整的日报。

　　公众近年来对药物的兴趣与日俱增,这其中有很多原因。主要原因有两点:一是源于吉恩·斯特拉顿·波特女士(Mrs. Gene Stratton Porter)《收获者》(*The Harvester*)一书的出版;二则是欧洲战事的爆发。对我们大多数人而言,在树丛、田野中采集任何植物并成功将其人工培育这一想法本就十分有趣，而在很多人的脑海中，那些并非产自于煤焦油的药物定是源自于森林的。而随着欧洲战事的发展，海洋运输状况每况愈下，许多重要药物的持续供应受到严重的威胁，这一事实亦成为报纸的每日话题。同时，大家对药物来源这一话题也变得更加感兴趣。它成为约会聊天中的重要组成部分、晚宴上绝好的谈资。但凡是有两人以上的聚会，这一话题的谈论必不可少。这与之后的热点话题——禁酒令颇为相似。然而很少有人真正知晓其中原委从而客观地谈论此事。当然，让人们追问阿司匹林是否长于灌木丛，或者试图理清为何产自美国的药物，德国人却拥有专利，这不现实。

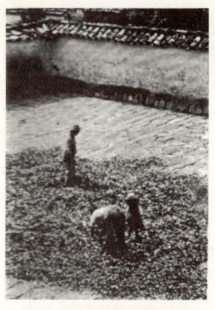

图 1　日晒烘干药叶

准备进入秘鲁市场的古柯叶。

库克(O. F. Cook)拍摄，版权归华盛顿特区国家地理学会所有。

对部分人来说，一提到药这个词，其本身就带有"麻醉剂"等潜在的含义(一种服用之后可以缓解疼痛或者促进睡眠的物质)，这种现象同一提到拥抱就自然而然地联想到肩膀一样。对另一些人而言，药仅仅意味着在准备一种药剂或者复合药方中添加的单一化学的或者未经加工的产品。不过仍然有人相信，那就是药物。其实，这距离药物真正的定义已经很接近了。药物就是用来进行治疗的一种或多种物质的混合物，抑或是将多种物质混合而成的一种治疗剂。

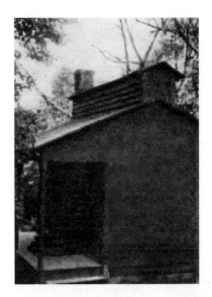

图 2　带有药物加工托盘的人工制热烘干房

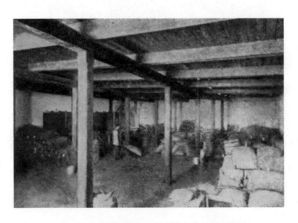

图 3　市场中的天然药材商品包装

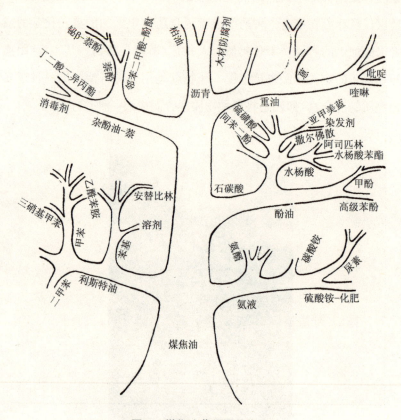

图 4 煤焦油药物及其家族

在讨论药物的不同分类之前,有一些关于药物产地的常识需要明确一下,以便于改变人们对于美国在药物供应上完全依赖国外资源这一普遍认识。在战争爆发时,较为盛行的说法是德国为美国提供了绝大部分的药物。而事实上,德国仅仅生产相对较少的个人产品。虽然其交易中心在德国汉堡,但是药物的收集和加工却在北欧、亚洲并延伸至非洲和南美洲。换言之,美国高度依赖德国的药物供应,并非因为它们产自那里,而是因为它们由全球各地运到汉堡那个贸易中心交易而已。另外,意大利的特里斯特也是一个重要的物资交易中心,那里汇聚着来自南欧和北非的货物。因此,当德国的诸多港口被封锁后，多年来由全球各地不断汇集于此的货物供应突然中断了。那么美国进口商的当务之急，就是要与药物原产地的供应商取得联系。

这一点从德国人对苘蒿素（一种驱蛔药）的控制上得到体现。苘蒿素是一种化学单品，是山道年草籽（一种欧洲的蒿属植物的芽体）的有效成分。能够结出这种草籽的植物生长在俄罗斯西伯利亚最荒凉的草原上，这里远离港口和贸易中心，但却是该植物可以茁壮生长成为重要经济作物的唯一地域。它的价值在很早之前就得到俄罗斯官方的承认，故而俄罗斯官方派重兵把守，严禁一株植物、一粒种子从该国流出，以此保证俄罗斯对其的垄断地位。这种植物为艾属（蒿属），与苦艾（艾草）很相近，亦同美国西部广阔草原及山脉周围分布的多种艾草相似，然而唯有这种产自俄罗斯的艾草才含有苘蒿素。这种所谓的"山道年草籽"其实并不是什么种子，仅仅只是不成熟的花或者芽蕾，在其开花之前就将其采摘收集，大小与较大的芥菜籽相仿。这种采摘、收集草籽并从中提取苘蒿素的特权，之前均由俄罗斯掌握，而德国人购买了很多年，故而掌握了流通大权。

自 1914 年起，英国伦敦在很大程度上接替了德国汉堡在药物贸易上的中心地位，同时法国马赛也逐渐成为货运贸易的重要港口。另外，荷兰的阿姆斯特丹一直以来能够扮演药物交易中心的角色，一定程度上是因为多年来荷兰人一直控制着奎宁的买卖，而此药材的贸易额和交易量远超其他任何一种药物（鸦片除外）。

还有一个众所周知的原因成就了德国在药物领域的垄断地位。二十多年前，德国涌现出多种多样的所谓"煤焦油"的产品。其中一部分作为治疗剂具有很多优点，目前仍在使用。这种物质的试验能够进步，得益于德国的大学在化学上的专业研究和对奎宁合成这一问题的高度重视。

一些新的物质就诞生于一系列的实验研究工作中，其中包括乙酰苯胺(退热水)、安替比林(解热镇痛药)、非那西汀(解热镇痛药)及阿司匹林。在德国国内,这些煤焦油产品通过已有的基础工业间的合作,比如染料、炸药和酒精等行业,被加工成商品。这种工业合作有效地推动了德国工业与贸易行业的团结协作。在此背景下,那些层出不穷的新产品在国内外均享受着专利的保护,因此建立起了德国的贸易垄断地位。

那些由医生用大量配方研制而成并于药店销售、用于治疗的药品,可以划分为多种不同的种类。它们隶属于两种常见的大类别:有机类和无机类。一些金属、盐及相似的化学品,在化学术语中我们将其称为无机类,其代表物质有:汞、碘、硫、碘化钾、氯化钾、溴化物、磷酸钠、氯化亚汞(一种汞盐)、二氯化汞、过氧化氢、铋盐、硼酸、碳酸亚铁(用于补充铁离子的布洛丸)、硫酸镁(泻盐)、氯化铵等等。这些物质均在德国工业化生产多年。

还有一大类药物,由碳、氢、氧三种元素以不同的方式组成,它们的性质非常复杂。另外有一部分药物除了含有上述三种元素之外,还含有氮元素,这种药物一般情况下并不存在,而是通过人工合成的,因此也称为合成药。这些药物统统属于有机类(顺便提一下,据说很大一部分天然药材原料和药物的有效成分均属于此类)。这其中并非都是已经提到的"煤焦油衍生物"。在有机化合物中,值得一提的有:甘油、普鲁卡因、石炭酸、安替比林、苯酚、洒尔佛散、氯仿、氯醛、碘仿和麝酚碘。尽管后四种物质中含有某些元素,即前两种含氯元素,后两种含碘元素,严格来说,二者均是无机家族分支中的元素。在美国被卷入第一次世界大战前,这些物质中的绝大部分就已经在德国合成制造了。

另外,由植物自身作为药物或者将植物中的有效成分提纯并加工为成品的药物,构成了一个庞大且十分重要的类别。各个植物的不同部分均可进行贸易,比:植物的叶子、根、茎、种子、汁液、树脂、树胶、整个植物以及生长在植物上的真菌。因此我们有颠茄、洋地黄、古柯和番泻叶的叶子；曼德拉草、乌头、大黄、洋菝葜和龙胆的根；金鸡纳和卡斯卡拉的树皮；马钱子的种子；芦荟汁和罂粟汁，后者被称为鸦片；加拿大香树脂、愈疮木脂和阿魏胶；被称为秘鲁和塔鲁香胶的热带树木香脂；阿拉伯树胶；整株兰草以及被称为麦角的黑麦头真菌。

产自这些植物的有效成分均属于有机化合物类，其中有一些非常重要，比如马钱子中的番木鳖碱（士的宁）、鸦片中的吗啡、颠茄中的阿托品、古柯中的可卡因、金鸡纳皮中的奎宁。而茶叶末作为一种原材料，则提取出了另一剂名药——咖啡因。它在中国提纯并由货船运来，随后被添加进治疗头痛的合成剂和逐渐风靡的饮料——可口可乐和苏打汽水中。广泛生长于中国南方和日本的樟树树枝可以用来提炼樟脑，而用来提炼薄荷醇的冰冻薄荷油则是从原产于日本的多种草本植物中提炼出来的。

这里不得不提一下蓖麻油——蓖麻籽的提取物，在美国有许多专注于这个行业的大公司。蓖麻籽在印度采摘收集后海运至美国。在 1860 年至 1890 年，蓖麻籽在美国西南诸州中是一种相当重要的作物。在短暂的战争时期，作为飞机发动机的润滑油，蓖麻油的需求量是相当高的。除此以外，蓖麻的种植实际上已经荒废了。大枫子油是从缅甸及周围地区生长的一种树上结的籽中提取出的像黄油一样的物质，尽管目前仅仅被用来治疗麻风病，但是也曾有一段时间被用作润滑油，上述这些植物中有效成分的提取和纯化在美国已经进行了很多年了。

还有很少一部分药物制剂是由动物产生的。人们较为熟知的有鱼肝油、胃蛋白酶、肾上腺素、白喉抗毒素和疫苗。

我们试图对大众熟悉的主要药物进行分类。市场上很大一部分药物与它们的名字或者其所含的药物成分相关，同时还标注了成千上万种其他药物。某些有制造专长的公司需要大量消耗某种药材，而有的可能只是其他公司的生产活动中的一小部分。比如，美国产量巨大却几乎无用的人参，绝大部分被运往中国和其他的东方国家了。

如果对药物的产地做一些简单的调查一定会很有趣。据观察，我们的药物均来自于大自然，从矿场、草原、森林、海岸、包装厂和屠宰场等地收集而来的动植物、矿物质及其他原材料被送至采购站并加工纯化。金属铋，一种闪亮的、有光泽的重金属，最终转化为一种众所周知的铋盐。其中亚碳酸盐和亚硝酸盐均来自全球各地分布广泛的矿床，位于奥地利和厄瓜多尔的矿床就是其中之一。此金属的贸易被垄断了很多年后才成功阻止了任何可能的竞争，进而肆意抬高或者压低金属铋的价格，使得该金属盐的价格随之波动。然而在过去的十年中，在美国中西部诸州的精炼厂中，副产品的回收开辟了金属铋的新来源，对外国财团长期以来的垄断产生了严重的威胁。

几乎与对金属铋的垄断如出一辙，在贸易中也存在着对碘的垄断。碘作为一种基础元素，是制造碘化物、三碘甲烷、碘酊和上百种医用含碘试剂的重要成分。碘以钠盐（碘化钠）或者钾盐（碘化钾）的形式分布于智利的盐矿床中，而碘化钾是在提纯硝酸钾的过程中分离得到的。唯一存在竞争的就是从大面积的海带中加工提取碘，这些海带广泛生长于日本和英伦三岛周围的海中。一段时间以来，燃烧海带而后回收碘在英国工业中并不占主要地位，但是日本的产品却在贸易中占据重要地位，即使智利碘的销售价格可能会低于制造海带产品的成本，但智利碘仍然能把价格控制在足以让日本人卖个好价钱并取得合理的利润的标准范围内。金属铋和碘的买卖贸易多年以来都是以英国伦敦为中心展开的。

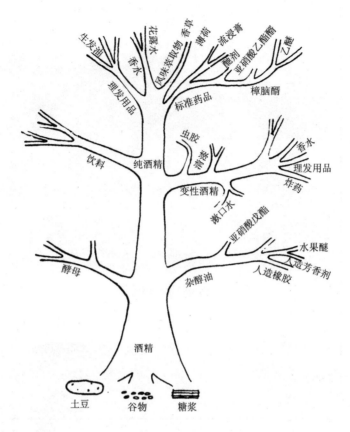

图 5 酒精与医药产业的关系

汞作为氯化亚汞和二氯化物中的金属元素,是一种从美国加利福尼亚州、得克萨斯州和意大利西西里岛等地开采的朱砂矿石中冶炼出来的,是当时已知的最重的物质。锑作为酒石酸锑钾(吐酒石)的基本成分,蕴藏于中国,开采后制成硫化锑的黑针通过海运运送到美国。砷曾以白色氧化物的形式加入了包括铁、砷、番木鳖碱(士的宁)和其他上百种配方以及福勒氏液在内的混合制剂药丸中,现如今是冶炼铜、金和银的副产品。美国现今生产着大量的药物,且数量与日俱增,远超整个社会对药物的需求。硼酸是由著名的"二十骡队"从死亡谷地拖出的粗硼砂制成的,是美国国内生产的产品。

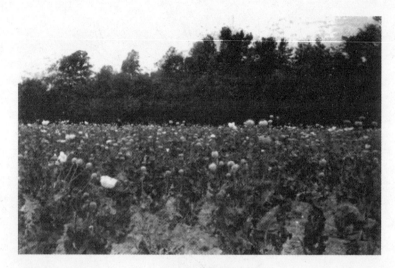

图 6　罂粟田

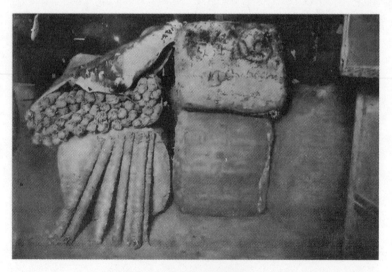

图 7　进口药物的运输

由洪都拉斯打包的洋菝葜。

　　美国的几个州中蕴藏着数量巨大的白云石,它是制造泻盐的矿物质。这种药物现今大多来自苏打水行业中制造二氧化碳的副产品。

众所周知,煤焦油是制造照明气体和焦炭的副产品。它的分馏已经在美国进行了很多年,从中可以回收得到苯和碳酸。前者是制造非那西汀和乙酰苯胺(退热冰)的原料,后者则是制造水杨酸和阿司匹林的原料,而碳酸本身也可用做防腐剂。

现在把目光转向植物界,从那里我们得到了许许多多有趣且十分重要的药物。我们发现全世界的金鸡纳,或者叫秘鲁树皮(金鸡纳树皮)几乎全部来自于爪哇岛。其实到1850年,南美洲的雨林中只有唯一一块出产金鸡纳的区域,迫于出产此药的物种可能会有被破坏的威胁,印度、锡兰(现称斯里兰卡)和爪哇岛开始大规模的商业培育。直到有报道称,在南美洲发现了一片新的产药森林,这才使美国具有重新成为该药物产业的重要组成部分的可能性。

土耳其和波斯(现称伊朗)是药用鸦片的主要出产国。印度和中国过去曾是制作吸食鸦片的大国,但鸦片的贩运也逐渐受到印度的严格把控,且被清政府明令禁止。

从秘鲁产出的古柯叶是提炼可卡因的原材料,而秘鲁培育古柯叶的历史则可追溯到史前文明。爪哇岛因其古柯叶种植的大规模发展,很有可能成为一个重要的原材料产地。

产自小亚细亚、地中海东部和欧洲南部的甘草是美国进口量最大的药物之一。用于医药领域的甘草大约有10%,其余部分则被提炼后制成甘草膏,添加到咀嚼烟草中。

颠茄的另一个广为人知的名字叫龙葵(不是生长在美国的龙葵),其叶子和根在欧洲南部被大量采摘收集,尤其是奥地利,那里的野生龙葵生长得最茂盛。与人们的认知有所不同,颠茄本身并不是作为治疗眼疾的药物,而是以提取物的形式(我们将在下一章提及),制成一系列药物合剂,比如通便的药丸、药片以及颠茄硬膏。阿托品就是颠茄中的一种成分,属于有机物家族中生物碱的一种,这种生物碱从药材中分离出来并被制成药物为眼科医生所用。在第一次世界大战初期,颠茄十分短缺,但是美国国内快速培育的颠茄旋即为我们提供了足够多的补给,自此一个永久性的行业成立了。自敌对行动停止以来,国外的供应再次充斥整个市场,直到撰写此文之时,我都怀疑美国种植颠茄的农民能否顶住来自竞争者更加低廉的价格的压力。

洋地黄,也就是紫色的毛地黄,在治疗心脏病方面是不可或缺的药物,最早产自于欧洲南部和中部以及大不列颠岛屿。美国进口在法国境内的孚日山脉中大量采摘的洋地黄叶,另外也从西班牙进口另一品种的洋地黄。据报道,军事行动事实上已经将孚日山脉中的洋地黄产区彻底摧毁了,切断了法国对美国的洋地黄的供应。不过,美国华盛顿州和俄勒冈州本地也出产洋地黄,战争使当地的厂商断断续续地尝试建立自己的药材供应,取得了一定的效果。洋地黄叶在弗吉尼亚州和明尼苏达州有着广泛的种植,而种植出的药材品质要优于野生洋地黄叶,因此人工种植的洋地黄叶立刻大受欢迎。在弗吉尼亚州和明尼苏达州,培育洋地黄叶要遭受严厉的起诉,而由于使用种植的洋地黄叶生产的药物质量要优于野生洋地黄叶,培育洋地黄叶立即流行了起来。不过即使是现在,人们还是会优先选择来自欧洲的更便宜的药材。

长期以来,全世界的樟脑均是由日本供应的,但是现在人工樟脑逐渐取而代之成为一种商品。近些年间,佛罗里达州兴建了一些樟树园。每年美国进口的樟脑平均达到三百万磅[2],一大部分都用来制造电影胶片。

芦荟是一种苦涩的果汁,来源于一种多叶热带灌木,其进口来源很多,最常见的当属荷兰西印度群岛中的库拉索岛。在非洲西北部和南部也都有芦荟的出产。另外,猴子的皮肤上也经常可以收集到风干的芦荟。

简单地介绍一些其他的主要以植物为原料的药。麦角产自西班牙和俄罗斯；龙胆根产自欧洲南部的多山地区；菝葜和土根产自南美洲的热带地区；马钱子产自印度和越南；大黄产自中国；番泻叶产自埃及和印度。

至于美国本土的植物，主要是人参。而在中部和东部诸州中盛产的鬼臼果的根，即曼陀罗根，不仅满足美国自身的需要，还提供出口。鼠李皮（一种泻药）产自太平洋沿岸各州，美国自身用量很大，同时也大量出口。北美黄连，也叫金印草根，一种曾经生长于俄亥俄山谷中的野生植物，现今几近绝迹。现由美国的一些小农场进行培育，其产量可以满足全世界的需求。用来制作止咳糖浆和含片的野生樱桃树皮则产自美国南部山脉。

止血肾上腺素被广泛用于外科手术和口腔手术中以控制出血，其产出来源于肾上腺，而现今肾上腺是从屠宰羊的大型包装机构获得的。消化不良是美国的一种典型疾病，上述产业也同样提供了无数的猪胃以生产对消化十分重要的胃蛋白酶。挪威和加拿大纽芬兰的渔业则负责提供鱼肝油。他们将鱼从平底渔船中倒出来，再从剥离的鱼肝中挤压出油来。

由此可见，药品生产商和医生使用的物质都来自大自然，来自全球各地。美国能够出产许多天然药材和制药的基本物质，并且由于地域及气候差异很大，也非常适合多种植物药材的种植生产，应该制定相应限制条件来防止进口外国货物，就像颠茄和其他不需要完全的热带气候的外国物种一样。另外，一些年轻的、更积极的、更有野心的原料药经销商们正在与他们感兴趣的初级商品产地建立联系，进而不再依赖中欧采药商和出口商。

注释：

[1] 原文"tonic"常为酒精饮料，"hair tonic"为生发油、生发精等药物，作者文

中"tonic"与"hair wash"的紧密联系意为在搜索相关关键字时出现的相关结果。——译者注

　　[2]磅:英美制质量单位,1磅合0.4356千克。

第二章 医药产业的建立与兴起

历史上很长一段时期的社会以部落的形态呈现,其中患病的成员则接受来自首领和神祇人员的诊治和救助。而这些首领也仅仅只是有些头脑、身材魁梧的人罢了,他们倒是应该感谢部落中这些无知的族民。

最早关于药物及其使用的相关知识源自于古代中国。人们对某些特定的药物,比如人参,有着谜一样的崇拜。而由于当地人民对人参的采掘使其几乎根绝于整个亚洲。故此,朝鲜和中国东北开始了人参的人工种植。幸运的是,北美大陆森林中发现了一块未被开发的人参生长地,能常年为广大中国人提供源源不断的人参。

在史前的秘鲁,古柯被视作印加人的神物。这种灌木的叶子被当地人广泛使用,并且印加人相信,唯有拥有一袋古柯,才能在死后通往极乐世界。一队穿越古代坟场的探险队发掘了一些保存状态非常完好的小古柯豆,袋子为纯手工制作,图案设计十分美观。

古希腊盲诗人荷马(Homer)曾歌颂过医神埃斯科拉比尔斯(Aesculapius,古希腊塞萨利人,被誉为治愈之神)。庙宇皆被用来祭祀这位医神,他的门徒则被称为医生。而在此之前,希腊人就已经能熟练应用药物。希腊的医学貌似有着较高的地位,并不从属于宗教信仰,在古埃及和古印度也是如此。

在古希腊雅典政治家伯里克利(Pericles)时代,诞生了伟大的导师和医生希波克拉底(Hippocrates,公元前460年—前377年),他被称作医学之父。他的教义和影响穿越了时空,延续至今,成为医学的艺术并被广为实践。随着亚历山大大帝(Alexander)对欧洲的征服,希腊的科学知识得到了广泛的传播。希波克拉底的医学在亚历山大大帝时期也没有停止发展的脚步,对解剖学的研究就是亚历山大学派的重要标志。

在罗马帝国主宰世界的历史时期,医学的进步要归功于希腊文化的影响。罗马没有独立的医学类院校,其医学是从希腊引进而来的。

罗马时期最著名的希腊医生叫埃斯克里比亚斯(Asclepias,生于公元前124年)。在公元77年至78年,希腊医生迪奥斯科里季斯(Dioscorides)撰写了一部名为《药物学》[1](materia medica)的书,列举了400多种植物和药材。直至今日,这一远古时期的著作仍旧对药物的选择使用发挥着重要作用。

大约一百年后,罗马的皇家医生盖伦(Galen)又将200余株植物加入书中。在医学和药学发展的道路上并非只有以上三人最为出色,但是他们中的两位因长柔毛薯蓣(野薯芋,一种野生的山药或白薯,根可用于治疗水肿)和莲生桂子(柳叶马利筋,也称蝴蝶杂草或者橘色乳草,与熟知的马利筋根相似)而被铭记。另外,因盖伦研制了天然草药的配方,从而出现了"草本制剂"(galenical)一词。

随着罗马帝国的衰落,各种族、城邦迁徙至欧洲各处,也将此前人类早期历史文明中逐渐掌握的医药学知识传播到各处。在这些人当中,神祇人员作为特殊的一群人,负责药物的配制。埃及铭文刻印向人们揭示了医生祭司如何通过艾西斯（Isis，古埃及的生命与健康之神）的圣手来开具处方。而公元前 3300 年前的莎草纸更是记录了如艺术品般的手写处方。

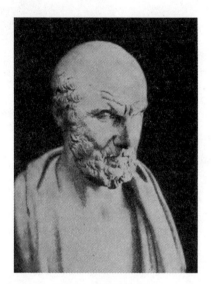

图 8　希波克拉底

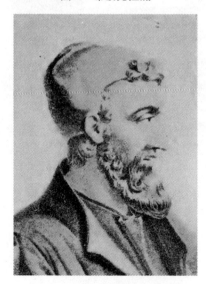

图 9　盖伦

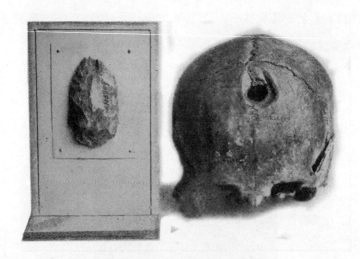

图 10　史前用于颅骨外科手术的石锯

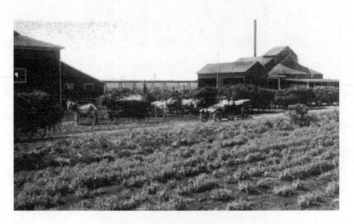

图 11　处于旺季的制药厂

现如今,《药物学》中收纳了数量庞大的新药。在罗马历史的鼎盛时期,罗马人从希腊人那里学来的知识由他们的哲学家们发扬光大,这使得罗马能够比其他一些东方国家更加强大。后来这些知识逐渐被东方各国吸收和推崇。因此,当和平时期出现后,在大马士革(叙利亚首都)和巴格达(伊拉克首都)均兴建了药学院和医学院。

在这一时期,我们发现了一些关于当代医疗的药物在历史上首次应用的记录。公元六世纪,特拉雷斯(古希腊地名)的亚历山大(Alexander,公元525年－605年,拜占庭的希腊医师和编纂家,在罗马行医,所著主要为内科疾病的病理及治疗,包括对肠道寄生虫和驱虫药的叙述)曾使用秋水仙治疗痛风,用铁剂治疗贫血,用大黄治疗痢疾和肝病。在公元1年,梅涅克拉特斯(Menecrates,希腊医生)发明了(油酸)铅硬膏并沿用至今,用于治疗跌打损伤。第一家药店是在这个时期开办的,第一部药典或者说用药规范也应运而生。后来药物的配制从药店分离出来在八世纪得到公认,随后在十一世纪合法化。

在1233年,腓特烈二世(Frederick II)颁布法令,将药剂师分为两类,定点药剂师(stationarii,负责销售药材)和配制药剂师(confectionarii,负责配制医师的处方)。

罗马人对医学和药学的影响占据主导地位,一直持续到中世纪。但是到了修道院占主流的时期,药剂学在很大程度上受制于宗教,尤其是本笃会(由意大利修道士圣本尼狄克创建的天主教)。由于僧侣们禁止见血,故此由理发师来操作外科手术。我们熟悉的理发店的螺旋装饰杆就是那个时代遗留的产物,他们当时就用这个代表绷带的装置打广告。

古代和中世纪的手术是极度原始的。乙醚和三氯甲烷都还未发明,局部麻醉药也没开始应用。当时,手术的操作者用简陋的原始工具进行手术,助手们则负责按住患者的头和四肢,防止其在手术过程中挣扎。烙铁也被应用在手术中,尽管当时不受欢迎,但是这样做有两个好处。一是烙铁的高温可以杀死微生物以防后续伤口的感染,二是可以有效地止血。

在史前时期,南美洲的印加人中还流行一种原始手术,可以治疗因脑外伤导致颅内高压的族人,即用刀或者锯将受损部位的颅骨移除。这种开颅手术在当时非常盛行,这一点从古代秘鲁城市中出土的文物中可以得到印证。有很多例手术看起来都很成功,而且患者后来都康复了。尽管患者的切口部位清晰可见,但新生的皮肉能够完全覆盖住伤口凹陷。

英格兰的药剂学从医学中分离的时间比欧洲大陆晚。伦敦第一家有记载的药店始建于 1345 年。

文艺复兴时期,美洲大陆的发现又一次促进了医学和药学的进步。许多新的草药被探险家从美洲带回欧洲并加入药物学中,而其中最值得一提的就是金鸡纳(别称秘鲁树皮),它于 1640 年被首次引入西班牙。

德国化学家巴拉塞尔士(Paracelsus,1493 年—1541 年)提炼出阿片酊,也被称为鸦片酊,这一名称被沿用至今。

当时的药材原料贩被称为批发商,后来又被称为零售商。他们把货物卖给药剂师和医生。后来零售商的生意划分开始专业化,做植物和普通药材交易的人被称为药材商,而售卖矿石加工成品或者需要用熔炉加热完成还原反应的人被称为炼金术士,后来他们才被称为化学家。那些药剂师负责配制医生开具的处方,在当时是真正的药学专家。1720 年后,药材商和化学家进入实用药学领域,进而与药剂师一同竞争。

纵观整个十八世纪,化学这一学科取得了显著进展。到十九世纪中叶,化学的基础已被打牢。当时也涌现出了一些重量级的化学领袖,如卡文迪什(Cavendish)、布莱克(Black)、舍勒(Scheele)以及普里斯特利(Priestley)。他们为各自的化学成分性质理论据理力争。在研究过程中,他们发现了许多新的物质和元素。在巴黎,化学家拉瓦锡(Lavoisier)以其杰出的工作为现代定量分析奠定了基础。英国化学家道尔顿(Dalton)阐明了原子量理论(原子论),瑞典化学家贝齐里乌斯(Berzelius)研究出了元素的定组成定律(定比定律),继而使得化学家能够研究化学物质聚合反应,进一步测量产生新物质时需要的元素或者化合物的量。

在那个多产的年代,科学工作者的众多发现对推动医学的进步起到了至关重要的作用。1702 年,荷兰化学家霍姆贝格(Homberg)率先研制并使用了硼酸。普里斯特利(Priestley)于 1774 年收集到了氨气。1804 年,德国药剂师塞脱纳(Sertürner)提取出纯吗啡,但是直到 1817 年才发表了它的相关报告。法国化学家赛金(Seguin)于 1804 年也发现了纯吗啡,但是并未认识到其特性及重要性。乙醚在 1805 年就被用来缓解肺部疾病,但是直到 1842 年,在佐治亚州的阿森斯市才首次被用于外科手术。法国化学家佩尔蒂埃(Pelletier)和卡文顿(Caventou)于 1818 年从马钱子中分离出了番木鳖碱(士的宁),两年后又从金鸡纳树皮中发现了奎宁。法国化学家库尔托瓦(Courtois)之前是巴黎的一个苏打制造商,在一次尝试用酸去除紫铜壶上沉淀物的时候,他惊讶地发现了一种紫色的蒸汽,后来被证实是碘。1826 年,法国化学家巴拉尔(Balard)在法国南部的城市蒙彼利埃发现了溴。1831 年,美国化学家萨缪尔·格斯里(Samuel Guthrie)于纽约萨克特港制造出了三氯甲烷(氯仿)。无独有偶,同年法国科学家苏贝兰(Soubeiran)和德国化学家李比希(Liebig)也分别制出了三氯甲烷。1855 年,可卡因作为德国化学家 G. 弗里德里希(Friedrich Gaedcke)的研究成果,也成为其中一员。

十九世纪,人们的注意力转移到了和平占领上,导致世界人口的激增。刚刚建立的美利坚合众国有着丰富的资源,吸引着人口饱和的欧洲人来此定居。每一次的人口普查结果都显示了人口的快速增长,这些增长的人口一方面来自迁居的欧洲人,另一方面则是美国本土不受限制的生育。大家庭已成为常态,不只局限于郊区乡镇,城市里也一样。

随着工业的扩张和人口的增长,配药的方法和步骤自然也要发生变化。不能再指望传统的药剂师凭手中的研钵研杵所制成的单一成分来合成混合草药和药粉，也不能指望其用手工搓成的药丸来满足新时代的需求。化学工业的重要性显而易见，矿物盐及其他有机化合物的制造也成为一门单独的产业。药店的数量逐渐在增多。到了十九世纪中叶，少数药剂师出现在制造业，并很快成为其中必不可少的角色。从那时起，药物产业的发展开始趋向于今天我们所见到的形态。

现今的药品贸易组成包括多种独立的因素，每一种独立因素均在整个产业链中发挥其特定的作用，并最终将药物成品销售至每一位消费者手中。其中主要的因素有原料经销商、化学药品制造商、拥有上百种药物生产线的制造业药剂师、拥有专利或专利药品的制造商，他们的药品目录虽然较少，但是销量很大。另外，诊所、批发药剂师及零售药剂师也是主要因素。

首先，卡罗来纳州的一个重要产业是负责收集上百种野生草药，它们中的大部分可以在南阿巴拉契亚山系的山区中大量购买。因此，企业负责收集山民和自家的药物采集员手中的药材，而后进行分类、打包并运送到大城市的原料经销商和大的制药厂。在中西部诸州中，出名的有印第安纳州，掌管着曼德拉草根、榆树茎、金印草和卫矛的采集。经销商路易·苏尔寿（Louis Sulzer）在印第安纳州麦迪逊市经营着苏尔寿兄弟公司（Sulzer Brothers），负责接收并分销世界上量最大的曼德拉草和金印草。该公司成立于 1884 年，是一家成立于 1854 年的企业的子公司。最初的企业由其父亲创立，经营着兽皮及绒毛的生意。和现在一样，当时大多数的兽皮、毛皮、毛绒的经销商都购买人参、金印草以及曼德拉草。

纽约是美国原药材料的交易中心。现今，药物合成所需的大量原材料已由原料商转手卖给了制药厂，这些制药商都是分布在纽约、费城、巴尔的摩和芝加哥的大企业。没有几家企业对自己经营的货物进行监督。他们接收的货物来自于专门负责采购的公司，同时也进口欧洲城市如伦敦、阿姆斯特丹、马赛、汉堡等地的当地药材,南美洲、非洲及远东的港口贸易也包括在内。这些公司的主要生意就是为制造业药剂师提供原材料。他们将植物的根、茎、叶等部分研磨制粉,然后分装成小包后分销至各个药品批发商。有些公司还建有设备精良的厂房,以此大批量生产的药材提取物可以为小制药厂提供原材料,同时其他需要大量单一药材的贸易,如口嚼烟草厂所需的甘草汁提取物、膏药厂所需的颠茄提取物,这些公司也能够供应。这些公司以这种方式与大型制药厂商相互融合,后者除制造药材提取物用以自给自足外,也对这些药品的市场有所需求。

一般来说,在药品贸易中与天然药材产业相对应的是化工制造行业。这些企业的运作为业内提供制药所需的各种盐类物质,比如碘化钾、溴化物、氯酸钾、酒石酸氧锑钾以及其他矿物质;还提供从天然植物药材中提纯的有机物,比如吗啡、可卡因、奎宁、咖啡因、士的宁、洋地黄苷和茴蒿素等;包括有机化合物,如乙酰苯胺、非那西汀、阿司匹林和三氯乙醛等等。当然他们也提供乙醚和三氯甲烷,以批发的方式分配给医院和更小的用户。

制造业的化学师常常从原材料产地就地取材或者从贸易中心购买,类似原材料贩。他们去中国购买元素锑,去阿姆斯特丹购买金鸡纳从中提取奎宁,去伦敦购买鸦片从中提取、纯化吗啡和可待因。他们跑遍世界去购买天然药材。除了卖给那些制药商们,他们的产品还卖去了其他行业。例如,约有 80％的士的宁(俗称毒鼠药)被政府和猎人消耗掉,后者用于毒杀掠食性动物,如草原狼、森林狼、山狮、地松鼠及囊鼠等。尽管数千磅咖啡因被用来合成治疗头痛的混合药剂,但其在碳酸饮料行业的消耗量是前者的好几倍。

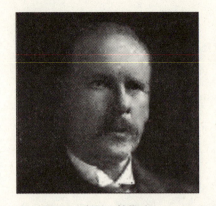

图 12　亨利·拉斯比

（Henry H. Rusby）

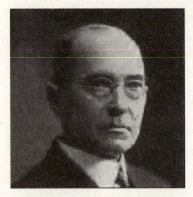

图 13　约翰·尤里·罗伊德

（John Uri Lloyd）

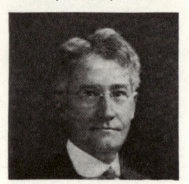

图 14　查尔斯·拉沃尔

（Charles H. LaWall）

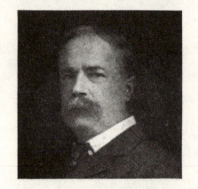

图 15　约瑟夫·雷明顿

（Joseph P. Remington）

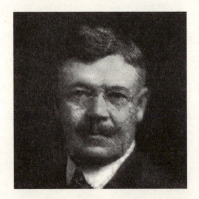

图 16　詹姆斯·哈特莱·比尔

（James Hartley Beal）

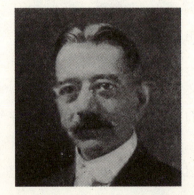

图 17　萨缪尔·希尔顿

（Samuel L. Hilton）

部分具有代表性的药学科学家及药学教育家。

在二十世纪初,化工生产业的扩张可以说是不可思议的。很多新公司在此期间诞生,其中一些佼佼者甚至能够影响全球市场。1900年前,行业规模主要受制于圣路易的马林克罗制药公司(Mallinckrodts),费城的鲍威尔 & 魏特曼 & 罗森加藤公司(Powers and Weightman and the Rosengartens),纽约的辉瑞公司(Pfizer)、默克公司(Merck)及纽约奎宁化学公司(the New York Quinine & Chemical Company)。后来美国陶氏化学公司(the Dow Chemical Company)通过开发密歇根州的含溴卤水贸易而站稳脚跟,该公司后来一直控制着溴化物的生产贸易。孟山都化学公司(the Monsanto Chemical Company)在圣路易斯起家,现在是糖精、酚酞、非那西汀和咖啡因的重要生产厂家。新泽西州的沙弗生物碱公司(the Schaefer Alkaloid Works)专职生产咖啡因,可能是世界最大的咖啡因生产商,同时他们也生产人造香草醛和锂盐。

费城的鲍威尔 & 魏特曼 & 罗森加藤公司的发展是美国化工产业崛起的代表。1818年,英国人约翰·菲尔(John Farr)和瑞士合伙人亚拉伯罕·昆兹(Abraham Kunzi)在费城开始制造化工产品。随后于1823年,在佩尔蒂埃(Pelletier)和卡文顿(Caventon)公布他们分离出了士的宁、奎宁、马钱子碱等有机碱后,两人又开始生产奎宁。随后昆兹于1838年退休,菲尔开始与托马斯·鲍威尔(Thomas H. Powers)、威廉·魏特曼(William Weightman)展开合作。1841年,菲尔离世。此后直到与罗森加藤公司(the Rosengartens)合并之前,该公司一直称为鲍威尔 & 魏特曼公司(Powers & Weightman)。

罗森加藤公司(Rosengarten & Sons)的制造业务始于1822年,最初的合伙人是赛特勒(Seitler)与泽特勒(Zeitler)。后来乔治·罗森加藤(George D. Rosengarten)在1823年也加入了进来,直到1879年退休,他始终都是整个企业的精神领袖。1853年,企业命名为罗森加藤公司(Rosengarten & Sons),而后于1901年正式以此名成立公司。自 1824 年起，他们开始加工生产奎宁盐、乙醚、硝酸醋、氨水、乙酸乙酯、霍夫曼氏止痛剂（复方醚醋）。1832 年，他们的生产清单中又新增了吗啡，在后续的三四年间，公司还着手生产氯化亚汞、士的宁、藜芦碱、可待因、铋盐以及碘化物等重要的药用化学制品。

到十九世纪末，鲍威尔 & 魏特曼公司与罗森加藤公司联手已经能够生产市面所需的全品类高规格的化学制品，这些化学制品不仅能够满足药剂师的处方所需，亦能为制药业药剂师的各种制药配方提供必要的保障。他们的业务拓展至全球，而他们的名气对促成费城成为化工中心起到了至关重要的作用。

1905 年，两家公司合二为一，组成鲍威尔 & 魏特曼 & 罗森加藤公司。自此以后，在乔治·罗森加藤的儿子和四个孙子的管理下，公司业绩蒸蒸日上。药材收集商、天然药材经销商及制造化学家直接为药品制造商提供制作各种药物的原材料，而后药品制造商将其制成药品卖给有需要的人。这些药品制造商包括大型制药公司、控股制药商或专利药品制造商、药物批发商以及药物零售商。由药物批发商和零售商带来的销售额十分可观，但实际上这只占药品销量的很小一部分。理论上讲，药品批发商扮演着经销商的角色，负责将制造化学家、制药公司和专利药品制造商手中的药物销售给零售商，但大多数批发商都有完整、标准的药物生产线。有些批发商可以自己生产化学药品并大量地进口、接收及分销药物原材料。因此，制药商与批发商之间并没有明显的界限。

制药公司制造了固体浸膏、流浸膏、酊剂、糖浆、乳剂、丸剂、片剂、锭剂、泡腾盐、糊（膏）剂、栓剂、药酒、疫苗、血清以及多种特殊用途的剂型，并将其混合组成多种配方和制品。他们的产品被销往美国各地，其中很多公司都建有国外分支实验室。

1850 年，制药行业开始声名鹊起。在此之前，所有的药物配制都是由零售店的驻店药剂师完成的。几乎所有现存的老制药公司均发迹于街边的小药店。1828 年,威廉·迈乐(William S. Merrell)在辛辛那提开了家药店,而后他就将工作的重心放到药房的副产品上,即制药。到了十九世纪中叶,他更加侧重于药品制造。他是个很有能力的化学家,始终如一地在其选择的领域中钻研,同时也是第一个研制并标价出售鬼臼脂(一种泻药,是曼德拉草根的有效成分)的人。在纽约州的黎巴嫩镇,亨利·蒂尔登(Henry A. Tilden,塞缪尔·蒂尔登 Samuel J. Tilden 的兄弟)创建了蒂尔登公司(Tilden & Company),制造了第一批街边药房外的流浸膏剂并将其商品化。马塞诸塞州剑桥市的亨利·泰勒(Henry Thayer)创建的制药公司至今仍以他的名字命名。

在接下来的二十五中,药品制造业发展迅猛。上述的几家制药公司逐步发展壮大,新的资本也开始进入这一领域。我们熟知的、代表业内典范的企业也是在这个时期出现的。来自美国肯塔基州的约翰·尤里·罗伊德(John Uri Lloyd)在辛辛那提创建了罗伊德兄弟公司(the house of Lloyd Brothers)。

来自美国纽约州水牛城的弗雷德里克·斯登(Frederick Stearns)1855 年在底特律创建的公司从未停止过扩张的脚步。他经营着一个药店和一家制药厂,底特律安装的第一条私人电话路线就是用来联络药店和制药厂的。

十九世纪五十年代,路易(Louis E. Dohme)和查尔斯(Charles E. Dohme)兄弟还是巴尔的摩市阿尔斐俄斯·夏普(Alpheus E. Sharp)零售店的普通员工,到 1860 年他们就成了夏普 & 多梅公司(Sharp & Dohme)的合伙人。1862 年,底特律的药剂师萨缪尔·达菲尔德博士(Dr. Samuel P. Duffield)开展了小规模的制药生意,后来与赫维·帕克(Hervey C. Parke)及乔治·戴维斯(George S. Davis)合作,并于 1867 年创立了帕克戴维斯公司(Parke, Davis & Company)。

在此期间,来自布鲁克林的斯奎布博士(Dr. E. R. Squibb)用乙醚、三氯甲烷、麦角碱流浸膏及洋地黄酊为自己赢得了医药行业长久的信任。在美国内战时期,他作为军队药品供应商出名。以氧化锂片剂扬名的约翰·惠氏(John Wyeth)也在费城飞速拓展着自己的生意。威廉·华纳(William R. Warner)则开发了一条糖衣药片的生产线。

在有了几年的经营和组织经验后,艾力·礼来上校(Colonel Eli Lilly)于1876年在印第安纳波利斯创立了自己的公司。直至今日,全球各地的药品包装上仍能找到红色的 Lilly 标志。1887年,还是一个药店小雇员的亨利·马尔福德(Henry K. Mulford)买下了老西蒙斯药店(the Old Simes Drug Store)的控股权。这家店是费城的地标建筑,其历史可以追溯到1815年。今天,马尔福德公司已成为全球最大的制药企业之一,主要生产生物制剂、血清和疫苗。而用来生产这些必需药剂的动物多年来均被养在费城郊外格兰诺德(Glenolden)的一座美丽的农场中。这里提供了理想的饲养环境。公司在成立之初,就致力于培养长久以来药学院教导的职业典范,而正是发展职业典范使其获得了成功。1886年,厄普约翰博士(Dr. Upjohn)成功推行了他的易分解药丸。1889年,在马塞诸塞州东部的斯通哈姆镇的一个改装的鞋店中,埃德加·帕奇(Edgar L. Patch)开始加工制造药品。

还有许多值得认可的人,我们不能遗漏施福林家族(the Schieffelins),纽约的麦克森(McKesson)、罗宾斯(Robins)和巴尔的摩的伯勒兄弟(the Burrough Brothers)。由于篇幅有限,本章就不再介绍更多的传奇人物。

1850年之前,几乎所有的药物准备工作都是药剂师的分内之事。如今,药剂师的工作主要为合成处方药,以及生产国家药典处方一览表中的简单处方药或一些受欢迎的特效药。那么,制药公司的出现是不可避免的。快速增长的人口数量和有关疾病治疗知识的发展均对品质良好的成品药物有着极大的需求。随着药品消耗量的不断增长,医生对可靠的标准化药品的依赖程度也一同增加。在化学专家、植物学家、药剂师及行政主管们的监督下进行大规模生产才能满足人们对药物的需求。

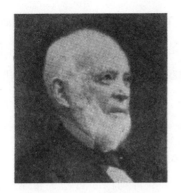

图 18　E. R. 斯奎布

（E. R. Squibb）

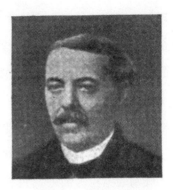

图 19　艾力·礼来

（Eli Lilly）

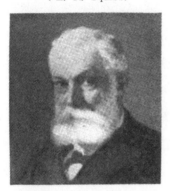

图 20　A. M. 托德

（A. M. Todd）

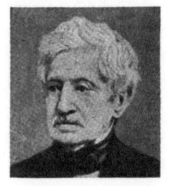

图 21　乔治·罗森加藤

（George Rosengarten）

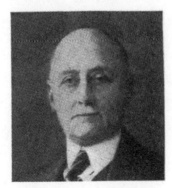

图 22　J. L. 霍普金斯

（J. L. Hopkins）

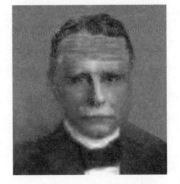

图 23　赫维·帕克

（Hervey C. Parke）

当今医药产业的创始人。

现代生产药物的工厂有一大批特殊的设备装置,若是过去的那些炼金术士还活着,这些设备装置足以让他们证实自己那一套元素变化的理论。一团团恶心的糊状物瞬间被转化成为球形或者椭圆形且大小一样的药丸。这些特制的加工机器,每天能够产出成千上万颗这样的药丸。这些褐色的药丸在经过巨大的旋转鼓加工后,其外周会包裹一层光滑的糖衣,呈现出亮丽的粉红色、蓝色或金色。将外形如不规则的糖粒一般的白色颗粒状混合物倒入自动旋转制样机,就可以加工出所需要的上千种形状漂亮、大小各异的压缩药片。大量的过滤器过滤着成百上千磅被粉碎的植物的根、茎、叶,然后以流浸膏的形式产出植物的有效成分。例如马钱子、洋地黄、颠茄、麦角碱或阿片等特效药的有效成分都是这样分离提取出来的。这些提取物被保留在容量为一千九百升的蒸汽套管真空蒸馏室中,控制较低的温度使其中的有效成分不至于被破坏。当可溶物都排出后,厚厚的糖浆样的浓缩物从大大的蒸汽室底部流出,随后被加工成药片、药丸或其他各式各样的混合物。

自动计数和填充设备将药丸和药片绵绵不断地装入药瓶和药箱中。特殊的装瓶设备可以准确地将一盎司[2]、一品脱[3]或者任意设置好的量装瓶,并且不会浪费一滴液体,随后这些瓶子会由熟练操作的工人用木塞封口、分类、贴上标签。由化学专家、植物学家及生理学家把控实验室审核生产原材料的质量,并对成品药进行标准检验和最终审核。在制造血清和疫苗的工厂中,用于处理动物的厂房均用抗菌剂仔细消毒,保持清洁。操作员穿防护服,器械进行无菌消毒,即使进入房间的空气也用脱脂棉过滤,以此来避免任何可能的污染发生。

上面描述的是二十世纪的药物车间,而在十九世纪前从未出现过上面的场景。一些萃取用的玻璃或者金属过滤器,用来混合药物的研钵和杵,用来加热的普通的罐子和壶,一个在火上加热的蒸馏器,以及一个没有连接真空附件的金属杆,组成了药剂师配药用的主要装备。人们用手揉搓成的药丸没有糖衣,更不知道能压制药片。药物性质的均一性全靠运气,而标准化更是闻所未闻。

在讨论下一个药物生产领域的重要组成部分之前,必须要说到一个严格意义上属于二十世纪才快速发展的概念。二十世纪初,联合药物公司(the United Drug Company)就开始建设一条完整的药物销售渠道,目的就是在消费者和药物零售商之间建立直接的联系。因此,雷氏通道(the Rexall line)应运而生,当今美国上下广为人知的利格特药店(the Liggett stores)及其他药店均有着与"R"图案(最初源于古代医生向罗马神话中的宙斯神朱庇特进行祷告所用)相似的标签。联合药物公司的工厂是全球制药行业中规模最大且设备最好的工厂之一。该工厂还安排自己的人员在利格特药店售卖特供药,使该药店逐渐具备了声望。

这些致力于生产医生处方中各式各样药品的药企代表着大量的资本投入,它们的年营业额可达百万美元。不管是从销售量还是营业额来看,那些知名的控股或专利药品商们都是赚得盆满钵满,从而进一步加大了资本的投入。这一产业的初衷就与制药公司有所不同。大多数生产专利药的企业只生产一到两种专利药。其中包括在当地居民中口碑较好的药物,或者是一些医生开具的疗效显著的药物,抑或是最初由药剂师配制,后由于需求量大使药厂专注于生产的特殊药物。

举几个例子,先说一个追溯到 1825 年的关于 SSS 配方的趣闻。作为治疗风湿病和血液疾病的名药,SSS 由印第安人和定居在佐治亚州的拓荒者制作和使用。口口相传的名气使得该药的需求量猛增。它是由一种美国南部当地的烈性药物萃取出的液体,并在 1870 年的亚特兰大开始实施量产。从当时用一个小小的铁制过滤器萃取药物的一家厂房,到今天发展为一个有着特殊设备的大型的制造集团。

现在的厂房有着日夜运转的蒸汽套管的萃取器,混合缸与陈化缸中能够处理一万九千升的液体,再由自动装瓶和贴标机完成最后的操作,一次就能够完成以前一年的产量。

大约在 1836 年,一个出生于新泽西州的青年去费城找工作。他得了肺病,试遍了所有能找到的医生和药,都没有好转,随后他放弃治疗回了家。不久之后一位老妇人给了他一种自制糖浆的配方,她的家人曾经用过。据说糖浆的主要成分是从印第安沙瓦诺县(the Shawano)部落中的巫医手中获得的。随后这个青年配制并服用了一些糖浆,虽然复原地很慢,但是他的身体在一点点恢复,不到一年就重获健康。自然而然地,该青年意外康复的消息传遍四方,使得周围城中的人都来一探究竟,而他也被求取止咳糖浆的人们团团包围。有一阵子,他给邻居免费配制糖浆,但很快就入不敷出。随后他开始象征性地收取一定的费用以填补采购药材的开销。即便如此,在家中配药的速度还是难以满足人们的需求,他随即决定迁居费城建厂来销售糖浆。这就是申克糖浆(Schenck's Syrup)的开端。然后申克先生(Mr. Schenck)开始研究药品,并利用所学的知识,对天然草药进行实验,不久后问世的申克曼德拉草丸(Schenck's Mandrake Pills)和申克滋补药(Schenck's Tonic)就是这一系列实验的成果。当初被认为无可救药之后,申克先生仍旧活了四十年。然后他的儿子继承了家业,现在由其直系孙子掌管着整个企业。

1873 年,在马塞诸塞州东部海港林恩住着一位典型的、老派的新英格兰家庭主妇。她积极参与镇上事务,邻居街坊、朋友及闺蜜一有烦恼或病痛都会求助于她。她的名字叫莉迪亚·平卡姆(Lydia E. Pinkham)。这个故事以她面临一个贫穷、疾病缠身的丈夫及一家老小为开端。邻里之间,她经常帮助那些深受病痛折磨的人,给生病的妇女开一些草药处方来治病,在平日的医疗实践中她深知这些草药有着很好的疗效,于是她有目的性地制作一些药来卖,其实她贫困的家庭也需要她这么做。起先,她采集草药并将其浸泡,然后在厨房的火炉中用老式方法进行药物制造。而这就是著名的"草药合剂"的开端,后来逐渐被广大妇女所熟知。

莉迪亚逝于 1883 年,当时她的企业已经发展地很好了,而今天的平卡姆医药公司(the Pinkham Medicine Company)拥有着世界上最好的厂房。从药物转运至过滤器开始,直至最终装瓶,整个生产过程全程自动化。整个过程有着各种预防措施来防止污染,产品会用巴斯德氏法进行全面杀菌,即使装瓶也是在无菌室中进行的。

1888 年,巴尔的摩的一位药剂师艾萨克·埃摩森上尉(Captain Isaac Emerson)研制出了一款治疗头痛的药方,随后在他自己的药店销售。由于此药的需求增长迅速,一年后他放弃了药店零售,专门生产此药,因此诞生了溴苏打水(Bromo Seltzer,对乙酰氨基酚、碳酸氢钠、柠檬酸的混合物,解热镇痛剂),也就是今天市面上最热销的泡腾盐。1889 年,他的生产厂房还只是占用了餐馆楼上的一间小屋,但是业务的迅猛发展远超这间小屋的承载力,后来几经辗转,最终迁至专门设计和装配的塔楼中,而这幢塔楼也是现今巴尔的摩的标志性建筑。这里装有能够制出完美颗粒状泡腾盐所需的最新科技仪器。搅拌室和罐装室中的空气经过干燥除湿,无论空气状况如何,室内都没有受潮的风险。在制药过程中哪怕仅有微量的潮湿,也有可能使得药物在装瓶之后发生化学反应释放出碳酸气体,容器内升高的压力会使其炸裂,不仅给消费者带来不便,也会使公司蒙羞。

合成溴苏打水需要高纯度的原料,对于生产当中的主要化学物质,如溴化物、咖啡因、乙酰苯胺以及柠檬酸,公司会进行监管。1908年,公司推出了自己生产的包装瓶,使其成为今天国内最大的蓝色玻璃瓶制造商。事实上,在战争期间,每家大型制药商在药瓶和稀有药材的保存上都有困难,但是埃摩森医药公司(the Emerson Drug Company)却从未有过。

十九世纪中期,宾夕法尼亚州伊利镇的卡特医生(Dr. J. S. Carter)致力于药品的生产,同时也是一家药店的店主。和所有医生一样,他也有自己中意的处方,在需要的时候他会给患者开具这些有效的处方。他的很多病人因饮食不当而深受消化道功能异常的痛苦。他给这些患者开了一种富含植物成分的特效药,并嘱咐需将其制成丸状。患者到旁边的药房,那里的员工用手摇的古老方式将处方中的药物制成药丸。渐渐地,卡特医生的名气流传开来。症状得到缓解的人们将这种治疗方法推荐给他们的朋友,后者随即来到卡特医生的药店并向其求购这小小的红褐色药丸。今天,这种药丸每年的销售量可达数百万,全世界的人们都熟悉这种装在小玻璃瓶中、外面贴有熟悉标签和大大字母的药丸。

这种偶然的情况很多,但很多成功的合法专利药店,它们的开端和发展有其特有的模式。十九世纪六十年代末,皮尔斯医生(Dr. Pierce)的"金牌处方"(Golden Medical Discovery and Favorite Prescription)投放市场。这些是皮尔斯(R. V. Pierce)在宾夕法尼亚州海德镇和泰特斯维尔进行药学研究的经验成果,1866 年,他迁至水牛城。而波士顿的著名医生奥利弗(Dr. Oliver)则将洋菝葜通过一纸药方推荐给了胡德先生(Mr. Hood),随后有了胡德洋菝葜(Hood's Sarsaparilla)。

另外,我们也必须介绍医药工业中一个发源于明尼苏达州威诺那镇的特有分支——著名的"马车贸易"。该贸易广泛散布于美国中部的工厂之间。他们制造药品、香水、盥洗用品等并通过私人关系联系商人买家将它们销往农村。整个分销体系让人回想起之前那熟悉的一幕:新英格兰的马路边上,锡贩商们的红色马车排成一排。这些小贩们把药店带到了消费者面前,在下次马车造访之前,家庭主妇们可以通过购买大量的必备药和常用药填满自己的医药箱,从而满足日常所需。

所谓的医生供给室实际上就是工业制药厂。它们的生产线略小于帕克戴维斯公司（Parke，Davis & Company）或者马尔福德公司（Mulford），它们的业务规模也仅是上述大公司的一小部分。这些机构与配药医生的关系如同批发药剂师与配药药剂师之间的关系，唯一的不同是这些机构具有生产加工部门。

正如我们之前所说，零售药剂师所需的大量药物成品由药材贩、生产化学家、生产药剂师和专利药物生产商进行生产，由批发药剂师进行分销。这一商业分支的销售代理常见于大城市中。他们中的一些人的自有品牌下有一套完备的药品生产线，但是他们的主要关注点还是观察街边药店、医院以及科研机构为了满足日常的经营活动所需要的各式各样的药品和化学制剂。

因此会有一个涉及药材和药品的收集、制备和分销的庞杂、精密的系统。系统中每一个要素都扮演着各自的角色，其发展源于微观经济环境的改善，与之相伴随的是美国从建国伊始到当今有着支配和优势地位大国这一过程的发展进步。

相应的，我们也应该称颂那些伟大的教育家和科学家。在他们的鼓舞下，才出现了之前提到的那些医药行业的奠基人。他们的研究发现使得医药学的基础由经验主义向科学和事实转变。在过去的半个多世纪中，伟大的人总是与药剂学相联系并被大家所熟知。首先需要提及的是已故的费城大学药学系主任、美国药典修订委员会主席、作家和教师——约瑟夫·雷明顿（Joseph P. Remington），长年以来他的作为催人奋进。卢西亚斯·赛尔（Lucius E. Sayre），最初来自费城，在那里曾一度与雷明顿一起合作经营一家药店；著名的植物学家及探险家亨利·拉斯比（Henry H. Rusby），将多种有用的药材加入到《药物学》中；约翰·尤里·罗伊德（John Uri Lloyd）、哈威·威利（Harvey W. Wiley）、小查尔斯·卡斯帕里（Charles Caspari, Jr）、爱德华·斯奎布博士（Edward R. Squibb）、阿尔伯特·普莱斯考特（Albert B. Prescott）、爱德华·帕里什(Edward Parrish)、威廉·普罗科特(William Proctor)以及约翰·迈施(John Maisch),他们对科学的进步产生了深远的影响。多年来,马丁·威尔伯特(Martin I. Wilbert)以其特有的方式,将药学科学家和医疗行业有机地联系在一起。美国西北部值得尊敬的药物提纯倡导者费雷德里克·乌翎(Frederick J. Wulling)、尤金·埃勃利(Eugene G. Eberle)、约瑟夫·英格兰(Joseph W. England)、亨利·维普利(Henry M. Whelpley)、查尔斯·卡斯帕里(Charles E. Caspari),还有在当时涉及科学和工业的所有重大举措中保持警醒和进取精神的塞缪尔·希尔顿(Samuel L. Hilton)、精油领域的权威爱德华·克雷默(Edward Kremers)、经济植物学家和药材培育的倡导人华纳·斯托克博格(Warner W. Stockberger),以及科学家兼教师的查尔斯·拉沃尔(Charles H. LaWall),他充满朝气,以积极勤恳的态度替代了雷明顿的地位。上述诸位都是当今各领域的领军人物,他们为整个制药业提供指导,贡献灵感。最后,我们向詹姆斯·哈特莱·比尔(James Hartley Beal)致敬,他纵观科技兴替,终成一代名师,其丰富的经验和渊博的知识能够对药物的纯化和应用产生影响,正是这样的经验和知识,成为我们困惑时的希望之光。

注释:

[1]《药物学》是一部汇集了各种各样能够用来减轻或治愈疾病的药材、药物的书。

[2]盎司:英美制质量单位,1盎司合28.3495克。

[3]品脱:英制质量单位,1品脱合0.5682升。

第三章　药物的制作

　　如果一个制药商能够生产一整套完整的药物产品,包括由零售药剂师和医生开具处方进行销售的专利药物,那么也就是说,这个生产商能够加工生产流浸膏、固体浸膏、酊剂、糖浆、乳剂、搽剂、消毒洗剂、特殊液体合剂、丸剂、片剂、锭剂、糖锭剂、软胶囊和硬胶囊、颗粒盐、糊剂、油膏、膏药、栓剂以及血清和疫苗。用于销售的药品有其特有的样式,且药物配方多种多样。虽然所有企业的制药方法大致相同,但有些厂家的设备要好于其他厂家,有些厂家则拥有更多的优秀人才,使其较于其他竞争对手产出的药物的品质更好更稳定。但就目前来说,一般的制药方法已经没有秘密可言了,大规模制药也是公开透明、一目了然的。

　　仔细探究一下整个生产过程中的细节就会发现一些有趣的事情。首先,我们将要介绍药物提取物的生产,因为它是草本制剂中最简单的形式,而且这些提取物广泛用于多种药物的制备。

　　流浸膏是一种植物来源的剂型,是将植物中有效的药用成分以液体的方式分离出来。药物中有价值的成分溶在液体之中,故而可将其与不可溶的无用成分分离开来。这种用来溶解药物的液体称为溶剂,一般为酒精。流浸膏不可与香味提取物相混淆,后者包含了一些挥发性的油或者可溶于酒精的芳香物质。香味提取物现今是食品工业的产物,其制造仅仅是通过向纯酒精中加入一定量的纯精油或者芳香类物质(香草提取物与上述提取物的形式不同,其更接近于纯液态提取物)。

流浸膏来源于所有具有药用价值的植物药材。通常来说,经过调试后一品脱流浸膏成品相当于一磅天然药材的量。在形态特征上,以同样的方法或者稀释流浸膏的方法制备出的酊剂与流浸膏很像,但常常只有后者十分之一的药效。

举个例子,在用颠茄叶制作流浸膏时,要先将天然药材精确称重,然后将其放入研磨机中打成粗粉。如果打的粉太细会阻塞过滤器,造成液体流出不畅。随后将研磨好的药物移入浸泡机(一种外形看起来像鼓的仪器,配有旋转装置,与轧布机类似),再以75%的酒精作为第一次浸泡的液体,而后启动机器。要加入足够多的溶剂(在制药界也被称为溶媒,menstruum)充分浸透药物,不能使之成为糊状。随后,经过充分浸泡的药材变为均匀的混合物,移至过滤器。过滤器的大小从七升至更大的容量不等,往往大型制造商的过滤室中会装备一些容量不等的过滤器。它们看起来像是倒放的圆锥,顶部开口,底部封闭。液体由安装在底部外侧的龙头或者阀门控制。

过滤器的打包功能精妙得如同一件艺术品。药品需要被均匀地分配好,如果倒入的量太大,需要加入几层细刨花或者相似的弹性材料以释放压力、防止阻塞。不能将过滤器加满,因为要给加入药物的顶部留有必要的空间,以便加入溶剂。

因为溶剂浮在药物上层,当其充分浸润至药物底部、即将滴出来时,将阀门关闭,过滤器也会被盖上,药物将会在此浸泡数日。通过这种方法,酒精可以缓慢地发挥作用,逐渐渗透进颠茄叶的细胞中,溶解药物成分。

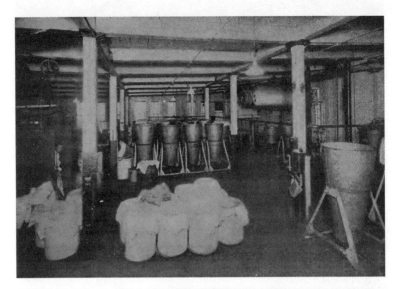

图 24　提取药材有效成分的过滤筒

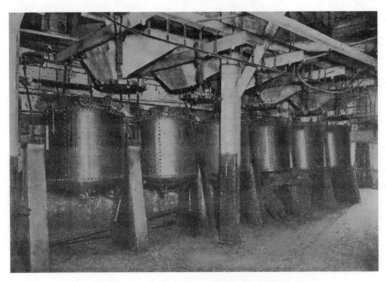

图 25　一款用于热萃取的喷气式过滤筒

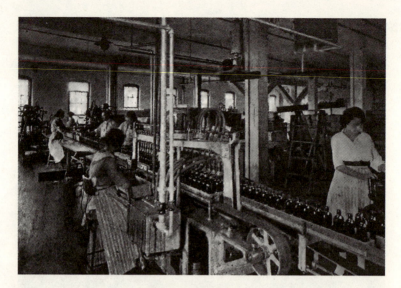

图 26　药品自动灌装

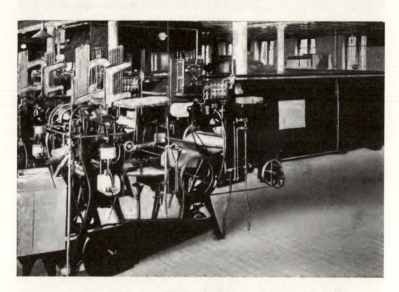

图 27　胶囊机

　　在充分浸泡后，打开过滤器底部的阀门，一股涓流缓缓流出。而后还需要不断添加酒精，以保证液体高于药物平面，直到药物中的有效成分全部被酒精萃取，这一过程才算结束。这些萃取液在刚流出时呈暗色的黏稠状，将其先放置在一旁，而后向过滤器中加入大量液体，将此后从过滤器滤口中流出的液体单独收集，称为滤过液（percolate）。随着滤过萃取过程的持续推进，滤过液颜色变得越来越淡，直到我们认为颠茄叶中的有效物质已被提取干净时，滤过的药材也就变为了废料。将滤过液移入真空装置中进行蒸馏，可以制备出酒精中的少量有效成分，在蒸馏室底部形成厚重的、糖浆样的残渣，随后将其溶入在第一步中被放置一旁的黏稠状液体，加入一定量的溶剂来调整溶液整体的浓度，使其达到一品脱液体包含一磅药材的量。

　　这是制药商在提取天然植物药材中的有效成分制成流浸膏的一般程序。而不同的情况选择的溶剂也会不同，比如在制作鼠李皮流浸膏时会选择水来作为溶媒。

　　并非所有的流浸膏都是遵循着一品脱与一磅的关系。有些流浸膏，其含有的药用成分可以通过化学或者生理学手段进行检测，随后经过调试达到一个更合适的药物浓度。这一过程被称为标准化（standardization）。生产强力流浸膏所用到的标准，是对不同的天然药材所进行的成千上万种化学或生理学实验后的研究成果。这一系列的检测在学术上被称为试验分析。

　　据说不同种类的颠茄在其药物有效成分上的差异可达 0.2%～1.0%，这充分说明了实验室控制的重要性。对于满足于使用品质稍差药材的制药商来说，能够获取强效药物的制药商有着决定性的优势。前者通过研磨更多的药材、更大容量的过滤器、消耗更多的溶剂以及更高的人工成本，与后者流浸膏的产量持平，但是后者可能仅仅只用四分之一的药材，相应的滤过时溶剂的消耗量也有所减少，同时缩短了时长。固体浸膏与流浸膏的制作过程相同，但是要在蒸馏室中全部去除溶剂。它们颜色更深、更黏稠，其中含有药物的有效成分主要是含有色素的物质、树脂、树胶及其他能够溶于溶媒的物质。固体浸膏化学或生理学方法的标准化与流浸膏相同。制药厂生产的固体浸膏,大部分是以草药制剂的形式应用。它们与其他药物成分或者合剂进行混合,制成药丸和药片颗粒,或者摊平制成膏药,也可加工成胶囊,亦可以与多种特殊的药物一起应用。

对于现代制药厂中的非科学家们来说,搓药丸是一项很有意思的操作。一副药丸可能包含一种到十多种重要的药材配方,它们首先在操作室进行混合搅拌,用葡萄糖、食用糖、淀粉、甘草汁提取物或者其他类似的东西将数种药材混合,随后将这一混合物放入机器内。厚重的金属或者木质滚筒在电力的驱动下对药材混合物进行搅拌,直到这些药材混合物变得像腻子般均匀透亮。

然后将混合物移入一个绝妙的自动化器械中,将药材混合物加工成长条状的圆柱体,再将其切割成小段,这一段一段的药材在两条朝着相反方向滚动的宽橡胶带之间来回滚动,制成直径适宜的管状物。这些管状物随后落到带有凹槽的盘子上,再次被切割成更小的圆柱体,随后在震荡带上滚成球形或者椭圆形,最后通过机器尾部的出口运出。通过调节带有凹槽的盘子和震荡带,可以制成大大小小不同的药丸,在药材混合物推进器械中后,整个生产过程完全自动化。在这样的情况下,一台机器每天可生产80万枚药丸。

药丸在包裹糖衣之前,还需要进行干燥和加工。因为不进行干燥加工的药丸会变得很硬,人类肠道的消化液不能将其溶解,会被完整地排出消化道,也就不能发挥药效。因此,这个步骤在药丸生产过程中十分重要。

将这些药丸放置在一个盘子上,盘子中盛有洁净的干燥面粉,面粉要完全覆盖药丸。而后将盘子放入一个隔间,利用温热的空气制造空气循环,使隔间维持在一个接近恒定的温度。渐渐地抽干多余的湿气,只留下完整的药丸外形和结构,这样的药丸就可以被消化液浸润、渗透并溶解。

药丸的糖衣包裹是在一个大型旋转盘内完成的,将盘子调整好一个角度,开动电源即可。当药丸完成加工后就可以放入旋转盘,随后将热乎的糖浆浇在它们身上。糖浆含有色素,有红色、蓝色、黄色、粉红色或者金色。药丸一个挨一个地旋转,从盘子翘起的一侧落下,继而裹上糖浆。每一个盘子的正上方都有一个吹风装置,对着机器中的药丸吹出干燥的风,风干后的药丸就有了外观靓丽的硬糖衣。这一过程需要高超的技术和良好的判断,糖衣的分布必须均匀,且尽可能地薄,以免增加成品尺寸的大小。有足够的糖来保护药物可以防止其变质,同时也可以有效地掩盖药物令人不适的味道。

当糖衣包裹完毕,药丸会被移到一面鼓上,鼓面上有一排用蜡处理过的帆布。当鼓面像包裹糖衣那样旋转时,药丸会变得光亮,这不仅使药丸变得更加紧致且不易损坏,也使其更加好看。

给药丸包裹明胶则是另一个完全不同的步骤。这个步骤曾一度作为秘密,仅有一两家企业掌握。该步骤是通过将干粉状的明胶和阿拉伯胶相混合来完成的。用于包裹药丸的粉末加在之前制作糖衣的旋转盘中。药丸在盘中铺成一层,随后将盘子放入蒸汽箱中,喷出的蒸汽接触药丸上部的表面,使其附着上一层光滑的釉。风干后将药丸的另一面翻转上来,暴露在蒸汽中,直到整个药丸表面都覆有一层均匀光滑的釉。而不熟悉此秘密方法的制造商们,不得不运用笨拙且枯燥的手段,用针扎着药丸,将其浸泡在高温液化的明胶中。

后来,上述两种方法均被真空法所取代,还有设计新颖的包膜机。先将未包裹的药丸倒入操作员对面的一个木制的架子上,然后将一个与机器同宽、上表面布满小孔的金属棒倒置在机器中,悬于药丸上方,金属棒一端的开口与一个软管相连接作为排气口。当开始抽真空时,小药丸会因金属棒中气压与真空相对抗的力而被吸附在金属棒数百个小孔处。随后这些药丸逐渐降低高度,将药丸的表面一多半浸入热明胶溶液中。随后,将此金属棒反转后置于机器顶部,拆除通气软管,而后操作员会再拿一根金属棒重复操作。当这些金属棒一根接一根地被推向后续操作台,过程中会有气流快速地风干糖衣,在这些金属棒到达机器另一端末尾的时候,会有另一位操作员将其接手,再以同样的方法完成药丸另一半的包裹。此过程可以使得药丸外层覆上一层均匀且稀薄的糖衣,使其能够被消化液完美地溶解,完全无需给药丸穿孔,也告别了用针穿刺再将药丸浸入明胶液中的老方法。

将药物制成药片的想法始于威廉·布罗克顿(William Brockdon)。1843 年,他在英格兰率先得到了第一台药片成形机的专利。美国国内的药片制造业则始于 1864 年,费城的批发药商雅各布·邓顿(Jacob Dunton)自己设计并申请专利的机器开始了药片的制造。查尔斯·吉尔格(Charles Kilgore)和约翰·惠氏(John Wyeth)也是药片制造的先驱,在 1877 年之前,药片被称为压缩药丸(compressed pills)。莱曼·开普勒(Lyman F. Kebler)编纂了完整的药片制造工业史,在他的叙述中提到了吉尔格先生给他讲的一件趣事:"1854 年,应海军准将 M. C. 佩里(M. C. Perry)的要求,来自纽约市的药剂师米约(E. Milhau)进口了压缩药片。佩里准将曾在伦敦第一次接触到这种药物剂型,当时他十分迫切地想带一些这样的药去日本,米约先生因没有存货不得不订购了国外的压缩药片,结果耽误了很久。一天,佩里准将收到命令,需要到汉普顿路(Hampton Road)进行汇报,于是他拜访了米约先生,要求他在自己出海前能够将压缩药片给自己,最终货物应准将的要求及时地送到了。"

在药片制作初期,以片剂形式供应的药品主要都是化学制品。大家熟悉的氯酸钾片应该是第一种药物。

大家通常使用的药片分为两类:压缩型和粉末型。前者可以是扁平的,抑或是糖衣包被的。其配方种类繁多,在冲压机床上进行制造。粉末型常用模具塑形,但有些工厂也使用冲压装置。

制作压缩药片的第一步是将所有的原材料在混旋研磨机中进行

混合搅拌。坚硬的金属球或者搅拌器将药材打成均匀的粉状,在整个过程中,药材需要完完全全地与赋形剂搅拌。提到赋形剂,它是为药片塑形的物质,以保证在人们吞咽时药片不会散开,甚至在随后的冲压机床上压制成形的时候也能起到润滑剂的作用。赋形剂中也可添加一些黏合剂,如糖、树胶、糊精或者明胶。药片的主体含有瓷土、石膏粉或者漂白土,这些成分常被称作"填料"(fillers);淀粉常充当瓦解剂;滑石粉、硼酸或者液态石油产品常用作润滑剂。含有液态治疗成分的药片常用乳糖、碳酸镁或者甘草粉加工处理,而甘草扮演着吸水剂的角色。另外,作为瓦解剂的淀粉,也可以用作吸水剂。

当混合药材被充分研磨和搅拌后,就将其从混旋研磨机中取出,进入下一个阶段,称为颗粒化。向药材粉末中添加适量的液体使其轻微湿润,然后用合适的规格筛网将药粉过筛处理。一个个颗粒就平铺在盘子上,并将其放在类似巨型保险箱的低温真空烘干机中干燥。

当颗粒化的药材充分干燥后,将其与更多的润滑剂混合,再过筛,如果配方中需要加入调香油,那么就在这一环节进行添加。药材颗粒随后被移入冲压机床。这个机械设计得十分有趣,混匀充分的药材依次从漏斗滚至旋转台上,随后被机器压制成药片。每台冲压机床上都配有十到五十个冲压器,冲压完成后的药片像钟表的发条似的,以每分钟五百到七百颗的产出速率被传送出去,有些特制的机器每分钟能生产一千八百颗。

冲压车间在满载运行时是一个非常繁忙的场所。机器将一盘盘颗粒粉末冲压成大小各异的圆片,其发出持久、单调且没有间歇的滴答声,机器转轴的嗡嗡声及药片倒入大型锡铁盒子的咔嗒声。这些先进的机械取代了邓顿、吉尔格以及惠氏在十九世纪六十年代时所使用的手动冲压法及单锤冲压机。人们驻足的同时,也会对机械制造的进步感到惊叹。

药片运用了与药丸包裹糖衣相同的程序,将其外部包裹上糖衣或者巧克力。以前的巧克力就是由棕色的氧化铁和糖浆混合而成的。

药粉锭剂加工业可以追溯至 1861 年,当时罗伯特·富勒尔博士(Dr. Robert M. Fuller)对自己的加工合成方法进行了完善,但是他并没有将他发明的方法用于商业领域。到了十九世纪七十年代末,卡斯威尔阿扎尔公司(Caswell, Hazard & Company)和波尔里克塔菲尔公司(Bocricke and Tafel)率先将药粉锭剂商品化。

药粉锭剂中普遍含有氯化亚汞的成分。而被溶解为液体进行皮下注射的吗啡片剂其实就是药粉锭剂,这样的制备方式可以使其迅速完全地溶解于水中。局部麻醉剂如口腔科应用的可卡因和普鲁卡因,就是以皮下注射用片剂形式合成的。

药粉锭剂原材料成分的称重和混合过程受到严格监控。在多数情况下,单一的药片往往只含有某种强效药物中极其微量的成分,也许只有一颗稻谷的百分之一的量或者更少。因此,如果有订单需要成百上千颗这样的药片,那么就要运用各种方法将药材均匀地混合于赋形剂(通常为乳糖)中,同时药材的称重必须十分谨慎,以此保证配制的药物数量与处方一致。

先要充分湿润药粉混合物,使其变得足够黏,就像软糖一样。然后操作员用一把金属钝刀将药在铜板或者乳胶板上摊平。在这些铜板或乳胶板上均匀地分布着上百个甚至更多的圆柱形孔洞,其形状就是最终产出的药片外形。将铜板或乳胶板水平放置于玻璃桌面上,在刮掉多余的药粉混合物后将其移至烘干机中,直到混合物中的水分全部蒸发为止。有经验的工人在一个小时内可以装满上百块这样的板子。

烘干完成后,另一位操作员将其取出,放置在一个有着森林般密集的坚硬插头板上,这些插头的大小以及分布位置与平板上的小孔完全吻合。故而可以将药片从一个个孔洞中顶出，这些被顶出的药片随后会被装进散装箱内。

我们都对小的明胶球体或者称之为"珠剂"（perles）的药物很熟悉，这些物质常常被染成红色、绿色或者黄色，其中含有类似蓖麻油或者檀香油等的液体药物。相较于柔软的圆形胶囊，包裹着相同药物的珠剂则更加结实，足以对抗手指带来的压力，然而两款不同的剂型所采用的制作方法其实是一样的。明胶的延展性取决于在压制胶囊之前的操作。在一个蒸汽套管的罐中将明胶溶解，加入适量的水和甘油，当上述物质混合均匀稳定后，将这滚烫的液体混合物倒入大约一平方米的金属板上，然后金属板被放置于烘干箱中的架子上烘干二十四小时。

操作员通过触摸明胶薄膜来感知其干燥程度，当干燥程度恰到好处时，操作员将明胶薄膜从金属板上剥离，平放在另一金属模具上，这一金属模具表面布满了卵圆形或者圆形的孔洞，分别对应胶囊和珠剂。模具的边缘微微上翘，使明胶形成一种托盘，这样便于灌入称好的液体。取另一块明胶薄膜铺在刚才灌入的液体之上，同时将另一半的模具扣在该明胶薄膜上，再将上下两半的模具一同滑入电动加压机中，给予每平方米约二十吨的压力。

取下模具，胶囊或者珠剂就成形了，但是外壳上还会附着一些粘连的明胶碎片。这些碎片被剥离后，将胶囊或者珠剂放入汽油中冲洗多次，烘干后装箱运走。

比制造柔软的球型弹性胶囊更有趣的是制造硬质胶囊，后者常用作为强力药物粉剂的分散媒介，如硫酸奎宁和阿司匹林。用于制造这些常见颗粒的装置十分复杂，它们由多种复杂的零部件组合而成，其运转如同时钟一样精密，自始至终都无需人工触碰胶囊。

一排排精确磨制的磷青铜针慢慢接近装有融化明胶的凹槽，后者自动升起并将磷青铜针覆盖，而后缓慢地落下，装有磷青铜针的针排继续向前移动,为防止温热的明胶流下,机器会将针反转,这样就产生了薄薄的胶囊头。这一排排针随后被运至一个长长的冷却间,由每台独立的设备所提供的洁净空气进行硬化。齿轮上的链条载着刺穿的胶囊缓慢地向后移动,升至机器顶部,而后又回到起始点。

当针排到达机器前部时,操作员将它们取下,分别换上盛有胶囊帽和胶囊体的水平凹槽。这些凹槽同时下降,小夹子自动夹起硬质的胶囊盖或者胶囊体,将二者塞入圆盘上的开口中。这些圆盘厚度适宜,一张盘子载有胶囊帽,一张载有胶囊体,二者彼此之间重叠。

圆盘开始旋转,一把旋转的刀片将胶囊帽和胶囊体粗糙的边缘连同圆盘的平面一起进行修剪。而后,当胶囊的两部分正好处于相对位置时,将胶囊体和胶囊帽轻轻地压紧,一颗胶囊就此完成。

胶囊填充机也许是整个制药工业车间中最了不起的设备之一了。像人工操作一般,但毫无疑问它更加精确。该设备装备有两个漏斗,一个装有空胶囊,一个装有胶囊中所需添加的药物。一切准备就绪,启动电源开始生产。一颗空胶囊从漏斗中掉入管道,落入槽中,随后,胶囊体、胶囊帽二者分离,即刻将药粉灌入胶囊体,盖上胶囊帽,装填好的胶囊落入另一侧的盒中。整个操作过程转瞬即逝,而且全程自动化。把需要灌装的药量在机器上调试好后,操作员除了需要随时补充漏斗中的空胶囊和药粉外,并无其他操作。

这些机器每天可以生产大量的胶囊,因此这些大规模的工厂替代了传统手工填充的生产方式。

生产药膏和雪花膏的目标在于生产一种能够完全溶解有效成分的油基润滑制剂。这些油基物质是将很多油质形态的物质,如石蜡油、羊毛脂(纯羊毛脂)或者猪油融化在一起,加入些石蜡或者蜂蜡则质硬,加入罂粟籽油或者棉花籽油则质软。油脂混合物随后移至装有旋转叶片的搅拌机进行搅拌,同时添加药剂、色素以及香味剂。向设备中逐一添加各种成分进行搅拌,形成半流质混合物,再将其放入涂料研磨机中继续加工,最终光滑的软膏变为流体。有时候为了避免药膏中添加的固体小颗粒产生粗糙的质感,进而对身体产生不必要的摩擦,还需要将此流体在研磨机中反复加工数次,以充分搅碎固体小颗粒。

牙膏的生成也遵循同样的方法,但其所用的基质并非药膏特有的油基或脂基,而是用甘油或者糖作为基质进行加工。

本章节列出了所有制药企业生产固体浸膏、流浸膏、药丸、药片、胶囊以及膏药等药物的一般原则。具有特殊属性的药物配方亦需要特殊的加工程序才能产出合适的药物。对于一些特有的药物剂型,为保证其安全顺利地生产,需要具备特殊的生产和存放条件。氧化锂药片必须在完全干燥的房间内生产,否则潮湿的空气会对其造成损坏。另外,美蓝(亚甲蓝)这种物质会污染它周边的任何物质,因此为保证其他的药品不被其污染,生产美蓝(亚甲蓝)胶囊的工厂必须为其单独提供一间厂房,远离其他的操作间。二氯化汞片的生产也必须与其他药片的生产车间隔开,以防这种有毒药品不慎与其他药物混在一起。

特殊药品的制备往往需要安装一些非常精密的设备,但是无论药物最终以何种形式产出,其研磨、浸泡软化、滤过以及混合等过程的基本原理完全相同。当一个配方要求将不同的液体与可溶性化合物进行搅拌的时候,用来溶解这些化合物的溶质一般是水或者酒精,随后将液体移至装有机械搅拌机的搅拌池中。搅拌机内的垂直轴上装有桨片,它们安装的角度各不相同。搅拌机由电力驱动,在搅拌过程中添加各种制药成分,一直搅拌到液体完全混匀。搅拌池的容量一般为一千九百到三千八百升。牛肉制剂、铁剂、酒剂、酏剂、糖浆、胃蛋白酶精华、搽剂等等均是以此方法加工而成的。

乳剂作为药物,为了方便黏稠油剂的使用,其设计能使油剂呈现为极微小的液体颗粒并且味道怡人。乳剂常含有化学盐,比如次磷酸盐。另外,添加适当比例的乳化剂(通常为树胶或者白蛋白再配上一些明胶)也是十分重要的。含有鱼肝油或者液体石油的乳剂最为常见,其含油量从25%到50%不等,其他配料包括水、乳化剂、无机盐以及芳香剂。

生产乳剂的第一步包括制作一个性质均一的混合物,其由树胶或者黏液样物质的乳化剂及少部分油质组成。此步骤需要一台类似大型打蛋器的搅拌机,在设置好合适的搅拌频率后,将所有的配方加进去。首先加入适量的水,水中溶有盐,随后加入油,再加一些水,以此类推,直到所有的配方都加入其中,最后再加入芳香剂。匀浆机能够生产出高品质的乳剂,通过机械的运转产生强大的压力将乳剂压成细流撞击在金属板上,使油滴分解为极其微小的颗粒,乳剂就会变得十分均匀,如同奶油一般丝滑细腻。

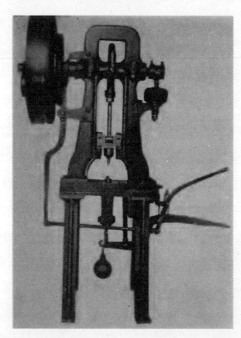

图 28　美国第一台自动药片冲压机(至今仍在用)

　　某些只生产单一招牌药品的大型制药厂,混合不同成分药物的机器设备十分先进。如果是液体,当第一步混合完成后,滤过液或者其他形态的物质通过管道被泵入收集容器中,准备进行下一步的操作。有时在产品最终完成之前会有许多不同的步骤。一般来讲,一次生产五千七百升的量较为常见,为保证产量,生产车间均照此规模修建。

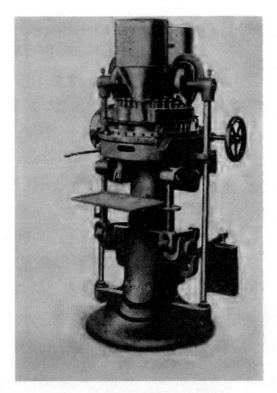

图 29　现代旋转式药片冲压机

　　这种方法被用来生产大多数知名的合法专利液体药物。莉迪亚·平克汉姆(Lydia Pinkham)的植物合剂就是其中之一,它产自全球设备最精良的车间。制药厂房对公众开放,向大家展示药物的生产流程,包括多种天然药材的研磨、滤过,到最终的药物装瓶。研磨后的药材首先浸泡在含有稀酒精的溶剂中。充分浸泡后,药材中的有效成分被萃取到溶液中,而后此混合物流入滤过池滤出药液。再向池中注水,对粘在药材颗粒上的溶剂进行冲洗,直到最终滤过液整体的酒精度被稀释至合适的浓度,以防止药剂变质。在经过复杂的巴氏消毒和滤过系统的处理后,药液将储存在巨大玻璃衬里的金属容器中,在灌装前需至少放置三周。再次进行巴氏消毒后的药品流入灌装室的储物池中,在此药液会直接灌入灭菌瓶中。灌装室是生产车间内相对封闭的操作间,以保证操作环境尽可能无菌,灌装室的空气也经过充分过滤,杜绝了房间微生物、野生酵母菌以及霉菌孢子的污染。

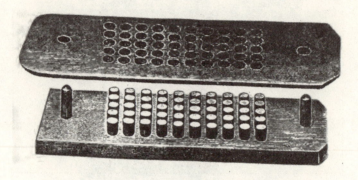

图 30　药粉模具

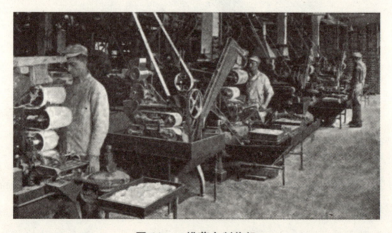

图 31　一排药丸制作机

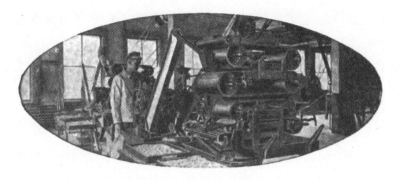

图 32 药丸制作机

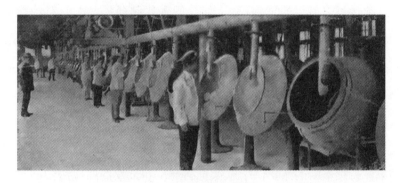

图 33 药丸包膜机

药丸的制作。

私家工厂常装备一些罕见的设备,这也是它们的特征。这些设备有可能是专为药片或药丸的自动灌装设计的。在机器的漏斗部放入称好重量的药丸,药丸滚落至备好的瓶中,并用软木塞封住瓶口。同时另一个瓶子也已经准备好接收药丸了,操作员只需时不时地向漏斗中加入药丸,而装瓶器不断地供应着空瓶,整个过程持续不断。

灌装机能够将精确称量的牙膏、雪花膏、甘油冻及各种润肤剂压入可伸缩的管道中,另一种自动灌装机则用来灌装滑石粉、锌和硬脂酸盐等等。装备有多种样式模具的机器在巨大的压力下可以将混有可可油和其他药物的混合物压制成栓剂。贴标仪的效率相当于十二个手工劳动力，它将标签贴在瓶子上，既可靠又美观，并且远胜过人工操作。

任何一家负责任的药企，均会派一批有经验的化学家来检查药材和化学制品，保证其在制成药品之前具有相当的特性和纯度。为保证药品能够达到标准，还需要对多种生产步骤进行分析管控，还要对最终的产品进行化学与生理学检测。化学家通过坚持不懈地努力，力求消除工业生产细节上的不足，研发出更好的纯化方法，产出新产品或已有产品的重要衍生物。

通过过去多年的发展，有了如今的现代制药厂。人们对治疗药剂的需求不断增长，使富于创造的科学家和工程师们不断地探索。前者不断地推出多种标准化药物以及不胜枚举的优质配方，而后者则不断研发和完善各类仪器和设备，使之能够大量生产多种性质稳定的药物。当今药材必须高度可吸收，外观要吸引人，疗效可靠，且严格标准化，使医生能够确切地知道应用了该药物后会有何种预期结果。持续不断的药物供应意味着制药厂和批发商的库房中必须保证各种药品有充足的库存。配药的药剂师早已不是药物经销过程中的一环了，这个过程发展的很迅速。有了系统管理和节省劳动力的机械设备这两大优势，工厂的出现理所当然地成为发展进步的一环。

第四章　酒精的作用

在化工领域,生产过程中所选用的物质会对多种化学反应的成功起到至关重要的作用,这些化学反应将影响最终产物的制备。而上述选用的物质可能会在其生成物中发挥一些作用,也可能不会。染料工业的存在离不开硫酸,而直到 1889 年前后,硫酸生产的商品化才为市场提供了廉价的硫酸,使德国人生产的人工靛蓝有了能够与天然染料竞争的可能。在此之前,大量的染料来源是靛蓝植物的叶子,其在印度广泛栽种。在美国南部诸州,商业化肥来源于巨大的磷酸岩,其在硫酸的作用下,内部的矿物质逐渐被溶解生成便于取用的磷酸盐,为植物提供生长所需的养分。在染料行业中,酸液几乎仅用来作为反应剂,而不是染料成品中的重要成分,然而在化肥行业中,大多数甚至可以说是全部的酸液均保持在一种无腐蚀性的状态。

制药产业作为化工产业的一个分支,其中有一个试剂对整个行业发展的促进作用远胜于其他试剂,它就是酒精。如果没有酒精,就不可能有高纯度药品的制造及药物化学的发展。如果缺少酒精,制药厂及高品质化学制品制造商的产业将无以为继,整个产业终将变得萧条并最终走向消亡。

这样的言论听起来可能很荒谬，但是仔细想想就会知道它是完全正确的。可能有人会问，酒精是如何影响美国市场上销售的成百上千万的药丸、药片、泡腾盐、药粉以及其他药品，还有那些不含酒精或其他液体的化妆品的呢？存在于药片或者药丸配方中的有效成分，可以是以药材提取物的形式，利用酒精作为溶剂萃取出天然药材中的有效成分；抑或是利用酒精作为必要的结晶介质或反应成分而制成的生物碱或者其他纯物质。如果不是酒精在原料塑形方面的作用，药丸及药片也同样无法生产。另外，有无数液体制剂、标准化的流浸膏、酊剂、口服液、助消化药及多种特殊制剂需要借助酒精的作用，方能维持其中的有效药用成分的稳定，防止其变质。因此，作为整个制药行业的基本原材料，没有更好的制剂能代替酒精。

大家对酒精的三个来源或多或少有些熟悉：粮食酒精（乙醇）、木质酒精（甲醇）以及变性酒精（工业酒精）。粮食酒精是制药生产所必需的，即便是以粮食酒精作为基本成分的变性酒精，其构成的某些特殊药品配方亦有着广泛的应用，比如在制作无酒精成分的草药制剂时所扮演的特定媒介，抑或是作为发挥成品药效的一部分。关于变性酒精的所有问题将在本章节稍后的部分进行讨论。

众所周知，化学家称粮食酒精为乙醇，它是有机化合物中的一种，这些有机物在大体反应上很相似，俗称醇类。不同酒精的特性由其构成分子中的原子数决定，而在醇类结构中唯一的不同点在于碳、氢原子数的不同。木质酒精也叫甲醇，其分子量最小，实际上对于化学家来说很难想到在有机化学中有如甲醇一般的低分子量的纯酒精。乙醇是醇类的另一个成员，相较于甲醇，乙醇结构中多了一个碳原子和两个氢原子。随后我们略过醇类中两个不太重要的成员，来讲戊醇，其有八个大小相同的分子，虽然决定醇类特性的原子基团基本一样，但是戊醇的原子构成却有所不同。戊醇连同其与乙醇之间的几种醇类共同组成了杂醇油（fusel oil），它是酒鬼们或者常以此类酒精作为药物的人们最害怕的东西。

甲醇的分子中含有一个碳原子和一个氧原子以及四个氢原子。乙醇则含有两个碳原子和一个氧原子以及六个氢原子。它们的化学式如下：

$$CH_3OH \qquad 甲醇（木质酒精）$$

$$CH_3CH_2OH \qquad 乙醇（粮食酒精）$$

在化学家的眼中，"OH"这两个原子决定了醇类的特性。其构成了有机化学中所说的羟基。这一基团常存在于纯酒精中。它使得含有它的物质在与其他物质相遇时能够产生特殊的反应。当我们发现一个物质含有这个基团，而不是具有其他特性的基团（比如酸）时，我们就将此物质归为醇类。

由于粮食酒精的生产依赖于黑麦、玉米及其他淀粉谷物，自古以来便广为人知。事实上，任何含有淀粉的物质均可以通过适当的处理得到乙醇。土豆，价格便宜且来源丰富，德国人常以此为原料制作乙醇。德国人推动了乙醇工业的发展，几乎为大家提供了无限量的成品供应，这也就是化工业在德国的工业中有着领先地位的原因。但是为了生产乙醇，任何来源的淀粉都必须先被转化为糖，这种糖是一种单糖，不是我们所熟悉的蔗糖，因为蔗糖不可发酵。而由于制造乙醇前必须先得到糖，因此人们意识到当前制造乙醇最好的原料就是蜜糖厂的废液。

在过去，淀粉和糖的转化是在潮湿的谷物中发酵完成的。发酵过程中需要淀粉糖化酶的参与，而加入谷物中的麦芽粉就是淀粉糖化酶的一种。淀粉糖化酶属于酶的一种，因为它们如同酵母细胞一样，自身不进行繁殖，故而又被称为"离体酶"。酵母是一种活体酶，参与乙醇制造的第二阶段，尽管研究发现酵母本身含有离体酶，且其本身的活性可能是依赖于该离体酶。当下，淀粉的转化很大程度上是通过稀酸协助完成的,后者能够将淀粉转化为单糖。当蜜糖糖浆提供了原材料后,蔗糖向单糖的转化也就由酸来完成。

不管含糖物来自哪里,也不管是谷物、土豆抑或是糖浆,要想将单糖转化为乙醇只有一种办法,那就是使用酵母。酵母只能处理单糖,直到其完全转化,在此过程中会产生大量的碳酸气体。有些高浓度的乙醇产量很小,而当其进行蒸馏的时候会产生其他挥发性物质,其中包含我们刚才提到的杂醇油。乙醇并非像大家想象的那样通过蒸馏生成,而是来自于生物体内的有机活动,类似于细菌或者维生素(因介绍需要大量的篇幅,我们将放在后续的章节进行详细说明)。如果没有酵母,我们几乎不可能拥有乙醇,因此酵母对我们来说或多或少也是一个化学珍品。木质酒精(甲醇)只能通过蒸馏获得,而非酵母的作用,其蒸馏的过程也与通过酵母将糖转化为乙醇后进行的蒸馏有所不同。

乙醇的分离完全是一个机械加工的过程。酵母发酵后那令人作呕的混合物被移至一个大罐子中进行加热。当温度达到一定高度后,乙醇和其中的水分就会蒸发,脱离固体物质进入一个压缩装置,产生粗制乙醇混合物、水及其他物质。通过精馏加工,大部分的水和杂质都会被剔除,留下含有94%~96%乙醇的液体。这就是制药商所需的乙醇。

在国家禁酒法中,乙醇被归为一种烈性饮料。对它的生产、销售以及使用均有限制,这给那些合法的使用者造成了很大的麻烦,从而引起他们极大的不满。禁酒主义者将乙醇视作饮料,但是那些对产品感兴趣的人以及乙醇的使用者们却认为乙醇并不适于饮用。严格来讲,两种观点都不合理。乙醇中的能量是无法被人体全部吸收的,但是若将其稀释到一定的浓度,其能量便易于被人体吸收。因此如果第十八条修正案生效,乙醇贸易将无法幸免,必然会遭受一定的限制。不幸的是,作为生产药品媒介的乙醇,它与威士忌、葡萄酒以及其他酒精饮料一样受到了同样的对待。因此,当务之急是要有一个专业规范以及管理的措施,来明确乙醇的合法应用是有益而非有害的。

纯乙醇优秀的综合性能使之成为制药的理想制剂。它有一丝气味但不会使人反感,尝起来几乎没有味道,且与水无限比例混溶。它能够将草药中大部分的有效成分溶解,留下草药的主体部分(也是无用的部分)。它能抵抗微生物的活动,微生物会引起腐败,当乙醇浓度保持在18%或更高时,就能够保证液体不受微生物的污染。甚至在极度寒冷的冬季它也不会凝固,因此液体中有适量的乙醇可以保证其不会结冰,不会因为瓶子被冻碎或其他原因导致液体的流失。事实上,乙醇也是有毒的,当然是很弱的毒性,以至于在评价一款药物的效能时,即使该药含有乙醇,也会因其低毒而被忽略。作为溶解药物有效成分的媒介,乙醇可以将有效成分与其他物质分离或者使它留在液体中直至其缓慢结晶,它满足了制药商从植物中萃取药物有效成分的各种需要。同时乙醇的价格十分合理,产量巨大,而且采购也很方便。

纯乙醇的高赋税阻止了其在许多领域本该有的应用。每四升乙醇的造价为二十美分,但其税收就高达四到五美元,且某些等级的乙醇税费更高,以至于使用者所支付的价钱在很大程度上决定了乙醇的应用范围。幸运的是,对于那些作为特殊生产用途的工业酒精,国家颁布政策减免其应缴的赋税,减轻了制造商的负担,由此看来,该行业的前景是十分光明的。

概括来说,有些药水中含有乙醇,且乙醇会对其药效的发挥起到一定的作用,这样的药水一般分两大类:内服类和外用类。前者还可以分为未稀释药水或用一到两倍的水稀释后的药水,以及在服用前仅需在大量的水中添加数滴的药水。无需稀释或适量稀释的内服药水所含的乙醇浓度很少超过20%。而那些由医生开具的少量药水则通常含有高浓度的强效成分，一般乙醇的含量为 50％ 或更多。这样的药水不会像常规药物一样被随意开出，通常是由零售药剂师根据具体的情况开具的高效能液体提取物。外用药水一般至少含有 35％ 的乙醇，最高可达 80％，甚至 90％。

药水中至少要含有 18％～20％ 的乙醇以防止其变质，除非有其他抑制微生物的生长的防腐剂。如果药用成分需要保持溶解的状态，那么更不可能减少乙醇的含量。许多重要的特效药只能溶解在高浓度的乙醇混合物中。这就是搽剂、消毒剂、漱口水等外用药水需要相当多的乙醇溶剂的原因。

相比于卖给个人的常用药品，国家药典处方一览表中的大多数标准药品，在其构成中含有更多的乙醇。樟脑酊、碘酒和姜汁酒这些无可替代的药水中均含有高浓度的乙醇，否则其重要的药用成分就不会被保存在液体中。国家药典处方一览表的编者都是药学和医学专业的专家，他们每十年进行一次会面磋商，对药物生产和医学实践中所依赖的标准进行修订。这些专家分成两组，一组专家完善药典，另一组则修正处方。他们最终的修订结果会以书籍的形式刊出，作为接下来十年里的指导权威。这两组权威专家现已得到国家法律的认可。与医药相关的美国税务局和农业部以国家药典处方一览表中制定的标准为准则，分别在《禁酒法》和《食品药品法》的指导下应用。对于含有高浓度乙醇的药物，最精明的医学智囊经国会认可后已给了我们一些建议，因此现存的含有高浓度乙醇的药物有着足够的权威指导。

可以确信的是，有了这样的权威指导，美国就不会出现含有过量乙醇的非法液体药品。近些年制药商的策略也发生了转变，他们尽可能地降低乙醇的含量。伦理及商业动机均需要他们转变策略，而部分或全部取代乙醇的项目则需要进行大量的研究。有发现表明，一些之前含有大量乙醇的药品通过适当的方法进行调试，可以大幅降低乙醇的浓度，甚至会出现无乙醇的剂型。但这并不意味着这种药品在生产过程中的每个阶段都没有乙醇参与，因为乙醇在药品制造的各个环节中都十分重要。

在一些乙醇含量较低的药品中，我们发现了甘油，其作为部分溶剂和防腐剂，是一个现成的理想替代品。然而，无论是在保持特定成分的溶解状态方面，还是在防止药品变质方面，在多数情况下，甘油的应用必须得到其他试剂的强化。

然而，很多特定类型的重组生发油和酏剂有很强的结合金属盐和生物碱盐，这些盐可以轻易地将乙醇清除，而作为替代者的甘油在有了其他防腐剂的情况下就显得不是那么必要了。

当我们将目光转向大批量草药处方的时候，替代品的问题则变得更加复杂，它们的每一种组合都将是一种探索。有很多种方式能够将草药的药用成分萃取出来，制成药物成品。根据一些药方的说明，直接利用甘油溶媒过滤，同时可以依据药材的特性加入一些弱碱或者弱酸来提高萃取的效力，以此方法可以得到理想的萃取结果。甘油萃取物可以与配方中的其他成分相结合，而后整体调试到合适的配比。有些药品需要初级过滤，其构成包括乙醇，来自甘油中的糖浆提取物，其回收所用的溶媒也是构成药品初级过滤的一部分。随后将初级过滤液进行稀释。乙醇滤液必须再次与甘油以及回收的挥发溶媒相混合，其理论依据是此方法易于将有效物质保存在溶液中，无需使用"先结晶、再溶解"的方法进行萃取。

值得一提的是，有很多草药可以仅仅通过水作为溶媒来获得治疗所需的大量有效成分，而且当作为溶媒的水与甘油及其他常见制剂相混合后，我们会更加惊讶，其竟然能够在没有乙醇的情况下产生如此多的高质量药物。

一般来说，仅依赖甘油作为药水合剂的防腐剂是很难的。当然，如果甘油的含量达到50%或者更多，这一说法也许就不能成立了。

但一种药物若是含有如此大量的甘油,它是无法发挥药效的,也会因与原始药方在外观上的差异而影响销售。

甘油很难保存含糖的药物合剂,即使当甘油的含量高达35%甚至更高的时候,也无法阻止该药物被微生物所侵蚀。当药物中含有糖和甜味的时候,添加的甘油则会破坏或者大大减弱糖的效果,而如果药物中需要一定的甜味,那么在缺少糖的情况下可以添加一点点糖精。

当我们谈及药品中乙醇的替代品,尤其是那些含有35%甚至更高浓度乙醇的药品时,我们实际上是在谈论完全不同的事情。已知的物质中,既能够溶解精油、樟脑、薄荷醇及这些类似物,同时又能与水无限比例混溶的物质简直寥寥无几。丙酮能够与水混溶,且已经成功用于外用药物,例如搽剂、止痛药,当然它的气味被高浓度的芳香油所掩盖。但是由于丙酮的潜在毒性,大众对其作为内服药物制剂还是有些偏见。但从实验结果来看,丙酮的毒性确实被夸大了,关于其毒性的报告很有可能是由于丙酮发现于某种特定疾病的排泄物中,但并没有确凿的证据证明是因为摄入丙酮而出现中毒症状。

在化工业中,我们发现乙醇在乙醚的生产中也扮演了十分重要的角色。乙醚作为重要的麻醉剂,其分子中包含了乙醇来源的两个基团,化学家称之为"乙基"。这些基团由氧原子联合在一起,产生了一种新的物质,此物质相比于乙醇,对其他物质的作用完全不同。下面的化学式解释了两种物质的关系:

$$CH_3CH_2OH \qquad 乙醇$$

$$CH_3CH_2 \qquad 常写作 \ C_2H_5,乙基$$

$$C_2H_5OC_2H_5 \qquad 乙醚$$

乙醚是由硫酸与乙醇反应得来的。两种物质以适当的比例混合,不久后形成二者的中间形态物质,再将混合物置于蒸馏室加热,从冷凝管流出的就是乙醚。不断加入乙醇使该反应能够一直持续下去,乙醇从蒸馏室进入,乙醚从末端的冷凝管流出。每年乙醚的用量十分庞大,高纯度的乙醚用于医院和诊所,低浓度的精炼乙醚则在艺术领域,作为特殊用途溶剂的工业领域以及为去除生产火药棉和无烟火药最后步骤中的乙醇等方面发挥作用。

上百种优质人造化合物,比如:双乙磺丙烷(sulphonal,索佛那,安眠药)、弗洛拿(veronal,巴比妥的商品名,安眠药)、非那西汀(phenacetin,对乙酰氨基酚,解热镇痛剂)、氯乙烷(ethyl chloride,局部麻醉药)、三氯乙醛(chloral,水合氯醛)以及普鲁卡因(novocain,局部麻醉药),都是非常有价值的药用制剂,在它们各自的分子中均包含了乙基基团。乙醇是乙基基团仅有的商品化来源。[1]没有乙醇,这些药物就没有办法制造,有机合成化学的发展也将停滞不前。

德国很早就认识到乙醇在各领域的重要性,这一点在前面已经有所提及,对乙醇产业的各种鼓励措施使得德国的染料行业和化工业卓越发展。引用乙醇专家詹姆斯・多伦(James M. Doran)[2]的话:"应该说,倘若德国没有乙醇及其相关的化工产业,它的军队和经济防线很有可能早在停战协定签署的两年之前就崩溃了。"

当其他国家的专家开始对德国上述事宜有所关注,并且看到了其在染料行业的霸主地位及在合成化工领域的崛起,各国也开始接受相关工艺,迈出为工业生产廉价乙醇的步伐,只为与德国制造商供应的、有德国政府生产且无消费税的产品相竞争。必须清楚的是,美国大部分的财政部税费是从蒸馏乙醇中得来的,之前颁布的税法法典更是加强了乙醇产业各个阶段的监管力度。因为饮料税法的颁布,依赖于乙醇的生产活动,其发展更是举步维艰。这一现象在英国也很普遍。

为了协调国家对税收的需求以及工业生产对廉价乙醇的需求,1906年国会授权了一项法规,即为某些特有目的而生产的变性(工业)酒精可以享受免税政策。一晃数年,变性酒精的使用特权已经扩大了,直至今日,变性酒精的消耗量远多于其他缴税酒精。1917 年,当时还处在第一次世界大战中,仅这一年就消耗了两亿升的工业酒精,1919 年消耗了大约一亿升,而以当下和平时期的发展程度来看,以上的数量只是相当普通的消耗量。

大众对于"变性酒精"的概念并不理解。这一概念使人们认为这是一种有毒的物质,而这一根深蒂固的认知是有原因的,因为新闻报道总是时不时地对那些误食或蓄意服用变性酒精的悲剧,进行耸人听闻般的详尽描写。为了消除人们对变性酒精的误解,我们的酒精法定义区分两种变性酒精:(1)完全变性酒精,目前有五种不同的配方,其作为商品,人们购置它用作酒精灯、汽车散热器中的防冻液、洗浴按摩、溶解虫胶清漆以及日常生活中的其他用途。(2)特殊变性酒精,目前约有四十多种授权,只能够在某些严格的条件下用于特殊的用途。

直到最近,制造业中的乙醇使用规范才规定成品中不能含有乙醇。然而近年来这一规定的范围有了极大地延伸,一些变性酒精在即将上市的时候遭到处罚,是因为它们用来研发含有乙醇的药物。随着工艺的发展,一些理论的出现既是对乙醇因含有某些物质而不便于饮用的补充,同时加强了其商业应用的价值。虽然能将变性酒精的浓度稀释到可以饮用的程度,且变性酒精中的变性剂也没有毒性,但变性剂的存在使得变性酒精依然不适于饮用。事实上,当药物成品中含有变性酒精时,开药的条件之一就是添加进变性酒精中的物质不会增加药物的使用风险。

总结现状,我们有日用的完全变性酒精,其中添加了额外的成分使其不能作为饮料。我们也有仅能用于工业生产用途的特殊变性酒精,常在材料的准备中使用。最后,我们还有用于制造各种商品的特殊变性酒精,其成品中乙醇与变性剂共存。

不幸的是,美国授权的基础变性剂是木质酒精(甲醇)。基于众多的原因，它常被视作一种有毒试剂，比如有很多人因饮用木质酒精或其制品而身亡。因此，在大家的认知里，"变性酒精"与"毒药"有着深深的联系。早在1919年，变性剂的原始配方就被废除了，而后授权的6号完全变性酒精则丝毫不含有木质酒精（甲醇）。但是这并不需要担心，因为特殊变性酒精已经在多种商品制剂的贸易中有所应用了。运用特权所带来的优势，一些制剂得以应用特殊变性酒精来开发液体成品，比如搽剂或者生发油，变性剂虽然使得乙醇不适于饮用，但还是无毒的，而制剂最终没有危险也是因为使用了变性酒精而非纯缴税酒精作为溶解介质。

对于大众来说，在没有证据的情况下承认并认同这种说法是很不公平的，因为就在不久前，一款用于制造香水和花露水的特殊变性酒精刚刚得到授权，其添加了不适于饮用的马钱子碱。马钱子碱味苦，属于众所周知的生物碱中的一种。在自然界中，它与番木鳖碱共存于马钱子中，二者在化学结构上非常相近。当工业化学家从天然草药中提纯了番木鳖碱后，马钱子碱作为副产物也随之产生。虽然，马钱子碱几乎没有任何商业价值，但是它强烈的苦味和巨大的产量提示其可以作为变性剂加以利用。

对于一系列广泛应用的商品，如香水和花露水，在这些商品中使用马钱子碱是否合理只能由该商品未来的前景评判。如上所述，马钱子碱与番木鳖碱十分相近，后者毒性也广为人知，在此就不赘述。与它的其他用途相比，番木鳖碱在捕猎食肉动物上的运用更为广泛，传统方法便是将番木鳖碱混入添加有漂白土（硅藻土）和糖精等甜味剂的底物中，而后根据动物的天性以及要捕杀的方式，再将此混合物融入一个潮湿的面团、磨碎的肉馅或者血液中。这一方法的原理是漂白土（硅藻土）能够长时间地掩盖番木鳖碱的苦味，使其在动物的肠胃中有足够的消化时间，进而释放毒性杀死动物，而糖精能更好的伪装这些有毒的食物，其味道也更能被动物所喜欢。政府职员致力于控制猎食动物的数量,灰狼、丛林狼、囊地鼠、地松鼠等动物,他们已经用马钱子碱进行了广泛的实验,其目的就是为了替代番木鳖碱。研究成果显示,虽然马钱子碱作为毒药在效力上与番木鳖碱相似,但是其苦味明显,使得它在被消化释放毒性之前,动物就已经意识到它的存在并将其吐出了。故此不推荐马钱子碱作为毒药的原因并非因其毒性不强,而是因为动物不会中它的圈套。市场上有商品化的动物诱饵,其中含有等量的马钱子碱和番木鳖碱,效果与单独使用番木鳖碱相当。

现在我们要讨论一下木质酒精。在谈论粮食酒精的时候我们说到,它的制备是通过在糖中引入含有离体酶的酵母细胞而成的。换句话说,这是一个自然发酵的过程,并不是人工化学合成的产物。与此相反的是,木质酒精却是一个人造产物,依赖于在隔绝空气的密闭罐中加热含有大量纤维素(木质纤维)的木材或植物所得。整个过程被称为分解蒸馏(干馏),温度要足够高,使得含有大量碳、氢和氧原子的纤维素分子遭到破坏,得到一些分子量相对低的单质。这种物质以蒸汽的形式进入冷凝管中,液化后从设备的尾部流出,形成一种带有恶臭气味的液体,学名为"木醋酸"。木醋酸由水、醋酸、丙酮、甲醇、甲酚、乙醛以及其他有机复合物组成。随后木醋酸被石灰中和,而丙酮、甲醇和其他易挥发的物质则会被蒸馏出去。随着丙酮和其他具有刺激性气味物质的剔除,剩下了含有超过80%甲醇的淡黄色伴有浓香气味的液体,就是所谓的木质酒精。其中绝大部分是甲醇,但是木质酒精的剧毒属性是否归咎于甲醇还未被确定。

纯甲醇作为商品已经超过四分之一个世纪了。除了少部分外用药物,其在医药领域的应用均受到限制,并不像现在应用得如此广泛。严格意义上讲,称甲醇为"木质酒精"其实并不合适,因为这个名字指的是上述那些复杂的混合物。甲醇相对来说没有气味,也没有味道,而高纯度的甲醇只能通过实验室检验的方式和乙醇相区分。

在化工业领域,甲醇有着极高的地位,它为物质的合成提供甲基,就像乙醇提供乙基一样。冬青树中的人造油学名"水杨酸甲酯",是由甲醇和水杨酸反应而得,现在几乎完全代替了天然油。但是作为溶剂,甲醇不如乙醇那般相对无害,也正是因为这样的特性,人们一直认为在现有条件下既然有现成的乙醇就没必要再用甲醇当溶剂。

用量日益增长的免税的变性酒精成为酒精产业未来扩张的动力。如果第十八修正案得以无限期的生效,那么为了制造业的利益,要保证酒精的供应免受来自酒精饮料交易限制的约束是十分必要的。只要还向工业生产所需的纯酒精征收与酒精饮料相同的高额消费税,那么为控制后者所设计的复杂的控制系统同样也会影响前者。同样受到限制性规定的特殊变性酒精,其管控就没有被应用于缴税酒精的压迫性规定所束缚。

变性酒精现今已广泛运用到制药领域。含有 10 种纯甲醇和 100 种乙醇的 1 号特殊配方已被批准用于制作草药,还有鬼臼脂(podophyllin)、番薯(scammony,旋花草)和泻根脂(jalap resins)等药材的固体流浸膏。而生产的这些药物成品中,不含任何酒精成分。

用丙酮和石脑油(petroleum naphtha,一种石油馏分)变性的免税酒精可以用于制造茴蒿素、番木鳖碱和一溴樟脑。同样,当这些化合物即将上市时,既不含酒精也不含变性剂。

举个例子,一个生产外用搽剂的变性酒精配方,我们称之为 23 号配方,含有丙酮和苯,而在该搽剂的生产过程中,酒精和变性剂均在最后被剔除;同样生产搽剂的 27 号配方,含有樟脑和迷迭香油(oil of rosemary);由桉油精(eucalyptol)、麝香草酚(thymol)和薄荷醇(menthol)组成的 37 号配方,用于生产外用消毒液和漱口水;含有苦木汁(quassia)、水杨酸钠(sodium salicylate)和丙酮的 39 号配方,用于生产生发油和理发店所需的相关产品。这些配方中所用的成分都相对无毒,至少比酒精本身毒性小,但仍然难以下咽,使得酒精无法被稀释到合适的浓度来用于饮料生产。[3]

针对《第二项禁酒法案》中关于免税酒精的控诉是由官方所采取的自由政策发起的,这一政策得到了国内相关产业的高度欢迎,也得到了民众的认可和支持。大家应当将关于"变性酒精"一词的恶劣印象从脑海中删除。且大家应该了解,在日常生活中所应用的完全变性酒精与工业用的特殊变性酒精是不同的。随着时间的推移,我们所熟悉的大多数家居用品、护发素、洗发露、漱口水、牙粉、搽剂以及我们喜欢的一些药物都将由特殊变性酒精制造。现在变性剂的成分一般来说都是那些药物成品中的必需的组成物质。它们达到了必须添加但不适于饮用的目的,并且在满足法律中免税条件的同时,不添加降低药效的成分。

在讨论了这么多关于酒精的问题之后,因为人们对杂醇油的兴趣以及其经济地位,在这里应该简要地谈一谈杂醇油。几乎每个人都会以异样的眼光看待杂醇油,就像他们对待木质酒精一样。它是醉汉们的梦魇,尤其是最近人们对于饮用酒产地及其保管工作方面有很多的怀疑。

提及纯酒精的制备方法,需要声明的是,杂醇油是在糖精混合物的发酵过程中与乙醇液体一同生成的。它在乙醇蒸馏的过程中产出,而后在乙醇提纯的时候被滤除。杂醇油的主要成分是戊醇,其分子量比乙醇还高,常用于制备人造香味剂和香水。这些复合物被称为"酯",由戊醇与强硫酸反应而成,且酯质极易蒸发和蒸馏。另一种酯质——亚硝酸戊酯是一种清澈透明的黄色液体,吸入人体后对心脏有明显的刺激作用,常用来缓解晕厥、突发眩晕以及中暑,小玻璃珠的外形使其能够在纸巾上被压碎,而后在疾病发作的时候经鼻孔吸入。

杂醇油作为威士忌中的一部分,能够知晓其重要性的人不到千分之一。比较流行的观点认为,为了保证饮用的安全性,威士忌中不该含有杂醇油。然而实际上,那些在橡木桶中陈酿了六到七年,味道醇厚的威士忌,比那些刚蒸馏出来的威士忌含有更多的杂醇油。查尔斯·克兰普顿博士(Dr. Charles A. Crampton)在负责税务局化学实验室期间,巧妙的运用实验解释了蒸馏出厂后的威士忌酒在陈酿八年期间所产生的一切变化。这一研究带来的重要发现值得进行一番考量。[4]结论显示,当纯黑麦或波本威士忌储存在常规的焦木桶中,其杂醇油的含量会逐年增加。事实上,杂醇油实际的量并未随着时间的增加而增加,只是酒的主要成分——水和乙醇随着时间的推移会逐渐从木桶上的细孔中挥发,但是杂醇油却不会减少。因此由于木桶中的主要成分——水和酒精的减少,杂醇油的含量也就相对地升高了。

刚蒸馏出的威士忌口感并不好,会造成肠胃不适,这并非是杂醇油的作用,而是由于一些易挥发物质造成的,作为醛类之一的糖醛就是其中一种,它与焦木桶中的酸适时进行反应,形成的酸性酯使得威士忌具有成熟香醇的气味。对酒香的改进也依赖于杂醇油的浓度,一款有着油样外观的成熟威士忌得力于焦木桶中释放出的物质。这一特质是那些储存在非焦木桶中的威士忌所不具有的。

发酵和蒸馏堪称两门艺术,且早在远古时代就已开始了。当然,发酵工艺要早于蒸馏工艺。H. G. 威尔斯(H. G. Wells)[5]总结道,根据瑞士的远古湖上居民所遗留的遗迹显示,当时的圆形板状面包又重又硬,这说明在一万年前欧洲的新石器时代,人们还没有酵母。若没有酵母也不会有发酵的饮料,然而在酵母用来发酵面包之前,人们很有可能就已经知道了饮料发酵的相关知识,虽然很久以来人们都不明白,为何牛奶和果汁静置一段时间后会变得更加好喝。若当时遥远的东方文明掌握了这一技术,尽管没有留下可查询的遗迹,但来自两千多年前的远古壁画却向我们展示了当时印度、中国和埃及的人们早已掌握了蒸馏的技术。因此,有理由相信,大约在五千多年前那遥远且黑暗的过去,人们发现了将牛奶或者果汁静置几天后能够奇迹般地获得爽口且刺激的饮料。比如马奶酒(kumiss,一种由母马奶发酵而成的饮料)和克非尔(kefir,一种由牛奶发酵而成的饮料),前者与踏入西伯利亚西南部的人们有关,后者则与俄罗斯南部高加索地区的山民有关,二者的历史都可以追溯到新石器时代。而酵母在面包制作中的应用则来源于古埃及人。早期的啤酒和葡萄酒酿造总是失败的原因,无非是除酵母菌之外的其他微生物在相同的环境下所造成的活性发酵。而在现代的生产活动中,酿酒师首先需要考虑的问题是如何阻止发酵中的这些活性成分。在当时,发酵的状况也只是勉强能够被接受。

有很多种酵母都不只是进行单一的酒精发酵,它们的孢子随风飘散,随时准备落入适宜的介质中生根繁衍。若是发现了一处未经保护的酒精发酵物,它们便能够改变发酵的进程,很可能产生出一种与预期具有完全不同特质的产物。在人们习惯用纯葡萄酒酵母发酵葡萄汁之前,只有在破坏了存在于未发酵葡萄汁中的其他常驻微生物后,压制出的葡萄汁才能够受到常驻于葡萄皮上的产酒酵母的影响,从而进行发酵。如果条件合适,那么发酵就能够遵循其传统的流程产生美酒。葡萄皮是各种细菌的聚集地,包括醋生膜菌(Mycoderma aceti,一种产酸微生物)。该微生物能够随着酵母细胞一同进入果汁中,当它们都来到了利于生长的理想介质中后,一场激战一触即发,二者会产生各自的副产物来消灭对方,竭尽全力保全自己。如果最终一方的酵母获胜,失败的一方所带来的影响则不会被察觉,产出的美酒也同样不会受影响。

巴斯德(Pasteur,法国化学家和细菌学家)解开了发酵过程中的谜团。他与汉森(Hansen,一位研究不同品种酵母生物学特性的生物学家,发明了微生物纯培养的方法)的研究成果为当今的酿酒工业奠定了基础。

　　酵母是真菌家族中的酵母属。而从淀粉谷物中的麦芽汁中进行啤酒发酵进而产生乙醇的物种，名叫啤酒酵母(Saccharomyces cerevisiae)。

　　葡萄酒的发酵源于椭圆形酵母(Saccharomyces ellipsoides)。现代啤酒厂、葡萄酒厂及酒精厂中，进行生产发酵的酵母种子会受到精心地呵护和培植，使其免受外来有害微生物的污染。因为，由膜菌(Mycoderma)造成的感染会迅速地将乙醇变为醋酸，最终使啤酒或者葡萄酒变为一大桶醋。野生酵母也能够以同样的方式，产生在气味和味道上相似且同样令人反胃的物质。

　　在发酵的过程中，麦芽汁或者未发酵葡萄汁[6]中的酵母会产生更多种类的酵母，而在发酵过程结束的时候，它就没用了。在蒸馏酒和纯乙醇的加工厂，麦芽汁中的酵母需要被回收然后移至烘焙工业中。压缩酵母就是进行麦芽和生谷物发酵的酿酒厂的产物。另外，还有很少的商品化的压缩酵母是从啤酒麦酵母种得来的。麦芽中的生酵母与淀粉混合，压入液压机中，随后被切成块状，用锡箔包装后进行冷藏备用。

　　在最后的十年中，酵母在维生素疗法中的应用占据了非常重要的地位。下面，我们将要学习酵母作为维生素等最便宜且最佳的来源的特殊药物，最终为对抗糙皮病、脚气病及坏血病等恶性疾病做出了卓越的贡献。

　　上述的讨论强调了酒精工业至关重要的作用。如果它突然受损，则常用药和很多不可或缺的化学药品的制造将会停滞，在短时间内，由于不能服药所造成的死亡率，也将同1665年伦敦大瘟疫时期和1918年流感时期相当。能否烘焙出有益健康的面包取决于生产大量便宜酒精的能力。酵母虽是酒精的副产物，但是需求量很大，否则作为主食的面包将会失去维持其品质的重要成分。作为发酵剂的苏打和发酵粉并不能代替酵母的作用。它们偶尔可以充当替代品，然而却会破坏维生素，而过度食用苏打发酵的面包很有可能是糙皮病在南方流行的重要原因。

　　酒精的生产需要鼓励，应该用各种手段为其合法的产品和工业生产提供便利。由于其作为制药行业基本原料的不可替代性，需要解决它在应用中的障碍和限制。酒精饮料虽然非法，但是大家还是应该展现出对酒精本身的宽容，毕竟它在我们每个人的生活及工业生产中有着举足轻重的地位。

　　注释：

　　[1] 近些年，在美国中部及中西部诸州的天然气中获得了含有乙醚的混合物，使其加工提炼技术得以发展提高。至此乙基有了新的重要来源，只要有源源不断的天然气，就能得到源源不断的乙醚。

　　[2]《化学时代》(*Chemical Age*)，1920 年，第 317 页。

　　[3] 市场上出现了一个新的酒精类型——异丙醇，其在特殊变性酒精的配方中发挥了一定的作用。这一事宜也带动了一些耸人听闻的报道的发行量，报道称异丙醇能够通过吸收变性酒精致人死亡。然而确切地说，并没有足够的证据证明异丙醇的毒性强于乙醇。在 1921 年针对异丙醇所进行的生理学实验表明其易醉性与乙醇相当，至少不强于乙醇，麻醉的程度和性质也不比同等条件下的纯乙醇高，只是麻醉的症状似乎会更持久。

　　[4]《美国化学学会杂志》(*Journal of the American Chemical Society*)，1908年，第 30 卷，第 98 页。

　　[5]《历史纲要》(*Outline of History*)，第 1 卷，第 1～13 页。

　　[6] 麦芽汁(wort)是将麦芽或者谷物浸泡后进行发酵，最后酿成的啤酒。未发酵葡萄(must)汁则是葡萄刚压榨出的、还未进行发酵的果汁。

第五章 药物的种植

　　美国人无论处于什么样的社会阶层,都会有耕地种点东西的爱好。我居住的城市中,居民们基本都有属于自己的后院,大概有几米长,几乎所有人都会用来种点东西,即便这些植物可能只有几个西红柿或者一丛喇叭花。在乡下,这种现象更是比比皆是,这里的普通人家有自己的观赏型灌木和果菜园,他们能在这里愉快地打发时光。富人家的庄园更愿意开辟出大量的土地以供农艺所需,即便是庄园主并不会自己动手打理,他们对园艺中的各种事物也有着浓厚的兴趣,并且十分乐意向来访的客人们展示自己家的专业园丁的成果。

　　说起不寻常植物的培育,早在十五年前甚至更早的时候,通俗读物中就开始有相关的报道,这一点也不足为奇,且时至今日,这样的内容依旧对民众有着吸引力。人们发现制药所需的天然草药越来越稀缺,很快这一消息便人尽皆知了。读物中轻巧地写着诱人的内容,它们罗列出大量能够用于制药的植物名称,并且声称在自家后院或者空地上就能种植这些植物。我们会看到,这样的鼓动带来了良好的效果。

第一章中讲到了药材的分类，纵然有千百种植物，但是能够作为药材并在市场上广泛稳定地供应的植物仅仅是少部分。它们包括乌头草、颠茄、鸦片、洋地黄、印度大麻、吐根、马钱子、芦荟、金鸡纳皮、大黄、番泻叶、龙胆草、金印草、远志草、曼德拉草、血根草、山金车、天仙子（莨菪）、曼陀罗叶、古柯叶、秋水仙、麦角、洋菝葜、柯罗辛（苦西瓜）、药鼠李、泻根脂、野黑樱皮、生姜、甘草、蒲公英和牛蒡。

当我们研究了那些药剂师和制药商们有大量需求的植物草药的时候，我们发现，其中有些植物是可以在美国的自然气候条件下进行培育的，比如马钱子和金鸡纳皮，是用于制药的两种重要的药材，而番木鳖碱和奎宁则是热带植物，前者来源于印度，而后者来自南美和爪哇。芦荟、洋菝葜、泻根脂以及吐根同样生长于炎热的气候条件下。

实际上，美国有许多野生的药材，能够为我们提供金印草、远志草、曼德拉草、血根草、药鼠李、野黑樱皮以及很多其他较为重要的药材，除金印草外，其余的药材采摘回来后均用于出口。常由个人采摘的所谓调味香草、香菜、莳萝（洋茴香）、苦薄荷、百里香、艾菊、甘菊以及金盏花在美国也都能广泛生长，但是药材贩们所需的大量药材则只能从欧洲进口。同样，蒲公英和牛蒡根本身就是很难清除的杂草，而制药商对二者的需求也常通过进口来满足。在国外，药用农业已经开展多年。爪哇已建成了金鸡纳种植园，事实上所有的药用树皮也都通过种植培育的方法进行商业经营。可可在南美培育，颠茄和洋地黄种植于英格兰和欧洲大陆，而比利时则因缬草而闻名。[1]

美国药材农场的经营有一定的时间。早在震教徒（Shakers）大量培育并销售上述常见调味香草之前，马塞诸塞州莫尔登市的一位天然药材贩就建了一家广阔的农场，他种植的药材因品质良好而在全英格兰享有盛名。他的农场到目前为止都在药材贸易中有着重要的地位。少数几家有着药材所有权的药企，也各自进行着药材种植，其中一家来自马塞诸塞州的斯普林菲尔德市的药企,使用大量的苦艾和金盏花制造了一款有名的外用擦剂;位于明尼苏达州的另一家药企则培育了用于制造哮喘特效药的曼陀罗叶。不久后,美国最大的两家制药厂商便着手于种植他们自己的天然草药,比如颠茄、洋地黄和大麻。其中,位于费城的药企至今仍然维持着大量的种植面积,另一家用于生产手术器材的公司则在 1904 年开始种植颠茄用于制造颠茄膏药。

在纽约州、密歇根州、俄亥俄州及印第安纳州,由于出口供应中国市场的野生人参在伐木工的采摘下逐渐消亡,因此利用小种植园进行人工培育人参的规模从十九世纪八十年代开始逐渐扩大。人参种植户将其作物品种扩大到金印草(植物学家称之为北美黄连)。当今,为满足市场需求,这些药材均已实现大规模的培育。

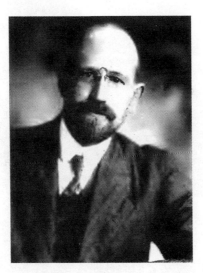

图 34　罗德尼·特鲁(Rodney H. True)
美国系统药材种植之父。

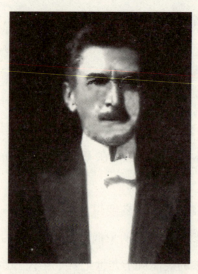

图 35　W. W. 斯托克博格（W. W. Stockberger）

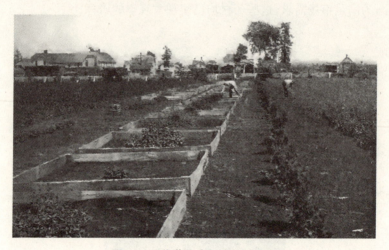

图 36　现代药物农场中的试验园

　　这是美国在 1900 年之前药材种植活动的概况。此后，农业部针对美国原有药材来源进行了一次综合性的调研。调查对象分为两种：一种是美国快速消失的野生植株，另一种则是在美国有着大量需求，且能够在北半球的气候条件下成功育种的外来物种。

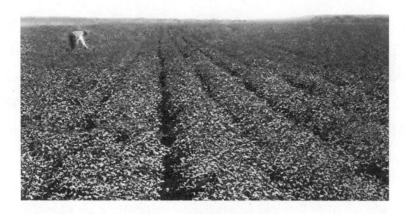

图 37　大规模的薄荷种植

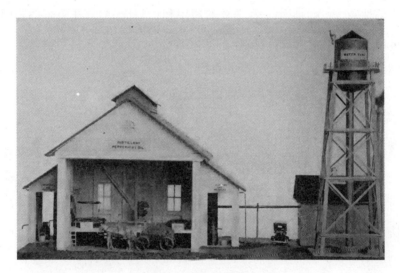

图 38　薄荷油蒸馏室

　　罗德尼博士（Dr. Rodney H）是一位很有能力的植物学家，这项工作交到了他的手上，他与同事斯托克博格博士（Dr. W. W. Stockberger）一起研究和指导这一新课题中存在的问题。他们连同其制剂一同被视为综合药材农场的先驱。他们收集并研究随机调研员的经验，筛出小麦中的麦糠，消除民众关于在后花园种植作物就能挣大钱的感性认识，通过刊物及私人可信渠道宣传正确的做法。

　　政府在各州建设了试验田，其目的在于研究植物的培育环境，使当地濒临消亡的野生植物得以培育，同时也让外来药材能够适应美国的气候条件，进而营造市场，创造商业价值。实验以种植当地植株的方式进行，比如金印草、人参、远志草、赤根、鼠李皮以及外来物种如颠茄、天仙子、洋地黄、印度大麻、乌头草、龙胆草、辣椒及香樟等等。

　　上述研究在佛罗里达州的樟脑生产业和卡罗莱纳州的辣椒培育基地展开。在南卡罗莱纳州，当地一直在尝试种植茶叶，偶尔也会成功，种植的茶叶一部分用于制作饮料，另一部分则用于提取其中的生物活性碱——咖啡因（一种重要的药用和饮料成分）。在中东部和南部诸州还发现了印度大麻，在宾夕法尼亚州、弗吉尼亚州和南卡罗莱纳州也都建有生产印度大麻的农场。

　　战争的爆发掀起了广泛种植药材的热潮，到停战之时，有很多组织或者个人手握上百万美元，投资大批量生产颠茄、洋地黄、大麻、缬草、鼠尾草、天仙子和曼陀罗叶，而且他们生产的这些药材品质要远高于之前提及的那些进口药材。除缬草外，这些药材的产量足以应对美国市场的年需求量。1918年，颠茄产量严重过剩，以至于在停战协定前都没有将作物完全收割，随后商业市场产生了动荡，再加上欧洲市场对新货物的迫切需求，这些因素几乎毁了美国种植户的生意。

　　颠茄种植户的境遇突显了药材种植户所面临的各种情况。然而，即使制药商对于其主要药材的需求很大，也比不上群众对食物的需求，如小麦、玉米和土豆，后者需要成千上万亩的土地，而为全国出产足量的颠茄，最多只需一千五百亩土地。即便国内所需的印度大麻和洋地黄是医疗从业人员日常工作不可或缺的物品，也不需要很多的土地。

　　产量过剩会给经济带来重大危害，对于国内维持健康、有效的药材培育工业有着重大的影响，因此需要妥善处理，以下将会对此进行说明。很久以来，马里兰州卡洛尔县出产一种精油，称为美洲苦艾油（oil of American wormseed），它是通过一种叫作耶路撒冷橡木（Jerusalem oak）的杂草顶端利用蒸腾作用得来的，液体冷却压缩后将漂浮于水面上的油质分离出来，该精油可用于制作一种广受欢迎的儿科药剂。这种植株生长广泛，遍布美国东部和南部。田地里令人生厌的杂草，在某种程度上看起来像是普通的豚草（打猪草）。培育这样的植株是为了生产精油，当产业已经稳定，其贸易就有利可图，但是一旦产量过剩则会造成市场的库存积压。

继续关于药材培育的话题，值得注意的是，药材培育过程中的问题与种植其他作物时遇到的问题一样困难。药材的生长同样需要购置设备、花费人力以及用于烘干室和室内管控设备的额外投资。这并不是过家家。与种植商品蔬菜相比，药材的生长需要投入更多的精力。种下颠茄或者鼠尾草后，不能像种植土豆或者卷心菜那样放任不管，前者需要有人照看。有人认为在种植药材过程中，只需要在春季播种、秋季收割，把作物的叶和根收拢一下即可，这样的观点是不正确的。

一般来说，药材农场中的设备和劳动力与其他农业企业差不多，犁地、播种、除草等活动也都一样。但相似性也仅限于此，因为不同品种的药材的种植方式、适应的土壤状况和培育的必要条件都不相同。这不是哪个普通农夫都能够驾驭的，即便他对普通农作物的种植和行情都了如指掌。先不说作为休闲娱乐而培育，药材不是有个后花园或者闲置的空地就可以进行培育的。这一结论来源于培育者在实际操作中的经验和总结，由斯托克博格博士在农业部最新的简报中总结刊出，他在文中强调：高品质药材的生产需要熟练的管理、对于特殊培育方法的经验、对于商业需求的了解，以及对决定药材价值的药剂成分的收割时间和方式的相关知识。若不注重这些生产条件，产出的药材则会有部分因品质不佳，对药材贩及制药商缺乏吸引力,进而影响其最终的销量。通常来讲,相对于普通农民所种植的杂粮或者其他赖以生存的作物,美国的气候、环境等条件,更加适于在拥有优良设备的药材培育企业进行药材种植。

上述结论由美国的经济学家和实验者所得出,1917 年被刊发在英国伦敦的《药学家与药物》(*the Pharmaceutical Journal and Pharmacist*)杂志上,文中引用了国家草药局(the National Herb Federation)的报告,报告称:"我们强烈反对随意且毫无限制地兴建药材种植园的倡导,那些遍布全国的烘干室、小规模的药材采集培育将必然造成药材质量的参差不齐……用经济学的办法解决这一问题,要集中经营而不是广泛撒网。然而,解决之道不是在村落之间建造种植园,我们最希望看到的是在严格限制土地规模、烘干室等条件下,利用各种装备所进行的生产线式的培育生产。"

首先,药材加工企业或个人的规模要相对的小。当地药剂师经常在零售商处购买少量的药材,而零售商则直接由药企、进口商或者药材贩供货。药材培育者为了其自身的药材市场,必须找到药材贩或者药企,由于这些中间商已存在许多年且他们对市场的需求和供货量了如指掌,所以那些药材种植户们无论是在作物收购还是售价方面都是比较幸运的。因此,在一个人开始培育药材之前,调查清楚目标作物是否有良性需求,是否能卖出合理的价格以维持整个培育生产过程是十分必要的。举个例子,虽然市场对曼德拉草的需求量很大,但是仍然不值得进行人工培育,因为该药材在自然界分布广泛,且其售价也低于人工培育所需花费的成本。

对于种植户来说,要想得到可靠的植株种子也是十分困难的。那些来自于种子公司、标明了培育植株名称的种子很少经过仔细地筛选,经常有 90% 的种子无法萌芽。那么唯有通过进口货源、实验田或者野生植株来获取种子,且通常要耗费数年才能达到安全育种的目的。

　　每个品种的培育都需要经过特殊研究。需要调查植株的自然生长环境,据此打造一个最适合其生长的类似于野生的人工环境。金印草和人参必须避光培育,且土壤中必须富含腐叶;赤根则需要避光且潮湿多土的环境;颠茄在排水良好的沙土中生长最旺盛。事实上,很少有两株植物的生长条件是完全一致的。

　　基本没有哪种作物是可以直接进行播种的,许多重要的植株都需要事先在温室中进行育种。有些需要在特制的育种床上使其发芽,并栽培一至两年,有时还需要装上百叶窗以防夏季的阳光将其晒伤。手工移植是十分费力的工作。为一株合适的植株进行移植必然少不了高昂的人工费用,为解决此问题,需要有专门设计的机械装置,当然其价格不菲。

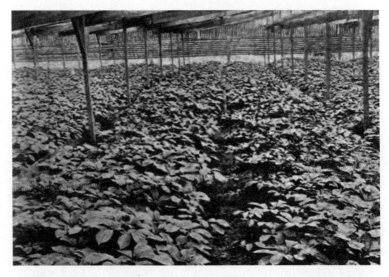

图 39　人参大棚

　　对于植株生长的照料呵护同样需要进行仔细研究,每一个品种都有其特定的生长条件。虽然虫害和疾病已在大多数蔬菜作物中得到充分地研究且已有相应的控制办法,但是对于药材种植园来说,这一问题仍旧十分棘手。这使得昆虫学家和植物病理学家之间的通力合作变得十分必要,没有这些专家的帮助,农户们的种植肯定会失败的。

在收获和加工成熟的作物时,农户必须熟悉用户对作物的特殊需求,否则收获的作物将变得一文不值。药材的叶、根和茎在烘干室中,通过维持恒定的温度以便保持植株的外观及其内部特有的活性成分,以此方法将药材加工成市场所需的药材。

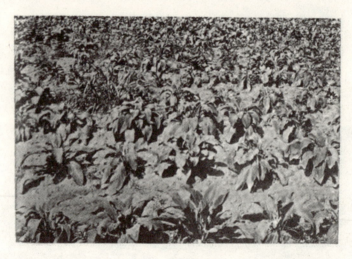

图 40　首年洋地黄

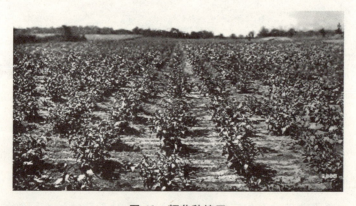

图 41　颠茄种植田

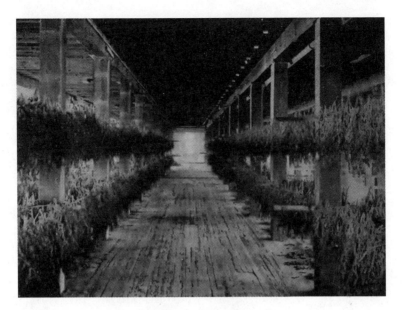

图 42 颠茄加工

在这一系列的生产活动中,最重要的部分应该算是实验室控制,在这里,需要对药材的有效成分、药物成品的可用性等进行检测,通过这些检测指标,客户能够对药物进行评估并决定最终是否下单购买。金印草和颠茄的买卖及制药完全取决于其植株内生物碱的含量,而生物碱的测定只能通过实验室中的化学检测方法完成。大麻和洋地黄必须符合根据其生理学活性所制定的特定标准。在不晓得颠茄或者洋地黄药效的情况下盲目地对其进行处理加工是十分愚蠢荒唐的。

加工处理过程中还要考虑到药材重量的缩水,这是在战争期间引起那些缺乏专业知识的农民失望的原因。我们在科普文章中得知,农民对土地的亩产有着很高的期待,这样的期待是因为采摘的作物叶子或者根的总重十分可观,然而一吨叶子只能提供三百磅的药材这一消息,对农户来说就犹如到手的金矿却突然变得遥不可及一般。由于生产过程所需的各项操作,以及涉及的人力成本,在美国进行药物生产几乎是不可能的。比如，藏红花曾广泛用于制药，至今在制药和食物佐料方面仍有中等量的需求，其属于鸢尾科球根植物，秋季开花，其矮生花上有橙色的柱头，主要在欧洲南部进行培育。采摘时，如果花上的柱头被碰断，那这朵花就没用了。正是如此，五万五千朵花才能出产一磅的干藏红花，因此需要投入足够多的人力来进行柱头采摘。在欧洲南部，人们可以接受任何薪资条件，雇佣儿童和妇女相对便宜，所以最终的利益也较为可观。

受限于这样的工作方式，它排除了其他药材使用的培育方式。本章若不花些篇幅介绍少数几种重要作物在生长过程中的耕作细节，怕是不完整的。

在上面的内容中，提到了佛罗里达州的樟脑业。出产樟脑这一普通药材的树是亚洲的一种常青树，该树生长容易，用类似于播种棉花的播种装置在大型种床上进行种植即可。幼芽只需三个月就能萌发，当植株能够与杂草或草坪相区分的时候，则需要培育者用锄头清理种床。幼苗在种床上生长一年后，将其连同根部约六亩左右的土一同移植到另一处固定的地方。在接下来的两到三年间，需要通过锄地和翻土来保证土壤的良好状态，若土壤状态良好，树苗就会长至两到三米高。随后会用到一种特制的设备对树苗的侧枝进行修剪，类似于整理树篱一样。这一工作要在树苗生长的静止期进行，每年大约两次，第一次一般在十一月到次年一月之间，另一次在五六月份之间。

摘下的柱头会被运往蒸馏室，在此将其装入大型的铁制鼓型的曲颈瓶，瓶口与螺旋管相连，螺旋管的周围被冷水环绕，药材末端压出的蒸汽在此凝集。随后，含有水和樟脑油的混合物在螺旋管的末端流出。大量的天然樟脑以透明水晶的形态从油中分离，这时会将油质排掉或者将油质进行离心，排除剩余的油质和水分，还可以再得到一部分樟脑结晶。

美国每年会进口超过三百万磅的樟脑，因此不会立刻出现产量过剩的现象。然而，不幸的是，就目前来说，佛罗里达州的樟脑业实际上已经停滞不前了，最大的厂商之一已经将其厂房拆除，放弃了产业。造成这一现象的原因之一是松节油中提炼的人工樟脑不断涌入市场，而全球范围内产业的萧条，以及与日本低廉的人力成本相竞争的压力，使这一情况愈发严峻。

生产薄荷油和绿薄荷油的产业与樟脑业在蒸馏加工等工艺方面有所类似。但是与香樟树无法适应冬季 0～15℃ 的气温有所不同，薄荷无法适应南部的炎热气候，它更钟爱阴冷的、富含腐质泥土的北方环境。因此这些植株的种植和薄荷油的提取都是以密歇根州、纽约州和印第安纳州为中心开展的。纽约州的薄荷农场的利润一直以来都十分丰厚，但是后来整个行业迁至密歇根州，这里就简称为某公司。该公司的总部位于卡拉马祖市，实际上控制了薄荷和绿薄荷的种植，还在很大程度上控制了薄荷油的提炼与加工。每年药材市场对于干薄荷都有很大的需求，但是目前为止，绝大部分的薄荷还是用于提炼薄荷油。

在占地上百亩的农场中，整个生产过程全部由现代农业生产所需的机械化设备完成。同时，也可以说该公司扮演着货物结算的角色，对于普通的种植散户来说，他们将手中的天然薄荷油交给公司，由该公司用先进的方法进行加工提纯，以此免去了散户们在整个生产过程中过于沉重的经济负担。

大多数的薄荷油最终流入调味品制造商那里，而绿薄荷则主要被著名的口香糖制造商所购买。前者的年产量约为一百三十六吨，后者约为二十五吨。

两种薄荷的繁殖方式是通过其藤蔓或者根部来完成的。植株生长十分迅速，要避免滋生杂草，否则会影响薄荷油最终的品质。每年到七八月份进行采摘，此时的薄荷农场呈现出一片片干草地，割草机、耙子和干草摊晒机将割下的薄荷制成适合蒸馏加工的形状,然后将风干的薄荷移入与提炼樟脑油相似的提炼设备中。这些原始的木制蒸馏炉是非常粗糙的,但是现代的蒸馏炉则具有最新的机械设计,其具有一次性提炼加工三吨干薄荷的能力。

在密歇根州进行薄荷科学培育生产的公司,也是美国唯一成功大批量种植天仙子的公司。这味药材虽然不如颠茄的年需求量大,但是需求量很稳定。因战争的敌对关系,美国在 1914 年停止了对天仙子的进口。天仙子生长于美国蒙大拿州和西北部地区,但是其叶子的品质欠佳,故试图对其进行培育。这种药材与马铃薯同属一个科,尝试种植的人们发现,附近所有的马铃薯瓢虫都离开了曾经的捕食乐园,全部拥挤在天仙子的土里肆意破坏。只有不断地使用含砷的喷剂才能控制虫害,但是当灌溉药材植物的水将杀虫剂冲掉后,新的虫害就会继续卷土重来,直到下一次喷洒杀虫剂。只有通过每天用手除虫才能解决这一棘手的问题。

1904 年,新泽西州新不伦瑞克市的基尔默(F. B. Kilmer)开垦了约十五亩的颠茄园,算是拉开了颠茄商业化种植的序幕。强生公司(Johnson and Johnson)是该药材唯一的买家,基尔默便与该公司合作一同生产颠茄膏药。时至今日,颠茄种植及生产的规模在持续扩大。在第一次世界大战之前,众人对颠茄的兴趣就十分强烈了。在开战后,随着药价的攀升,人们便在弗吉尼亚州、宾夕法尼亚州、印第安纳州、密歇根州以及加利福尼亚州相继建设了相应的农场。上文说到,大规模的生产容易造成货物积压,当时产出了约有八十三吨的货物。1918 年,市价跳水,众多种植户血本无归。

虽然颠茄的叶子和根都可以用来制药,但是它的根只能在种植数年后进行收割获益。最初种植幼苗时,由于直接将种子播种在地里很难成活,故需先在温室或者温热的种床上进行初始培育。当幼苗生出了庞大的根系后再用烟草种植机将其移入地中,而烟草种植机需要三人和两匹马才能进行操作。要通过翻土使植株免受杂草之苦，进入花期后，用手将植株的顶端和叶子摘下立即送入烘干室进行人工加热处理。如果遇上丰年，三株的采摘量就足够多了，而后把植株的根用覆盖物裹好就可以过冬了，或者像储存马铃薯那样挖一个地窖或是深坑。来年开春再将根取出种下，通过此法来培育新的幼苗，逐渐扩大颠茄的种植面积。

美国种植的药材品质远超曾经进口于欧洲的各种药材。在印第安纳波利斯和费城两地，制药商自行种植颠茄从而进行药品标准化制造。用来衡量药效的生物碱阿托品的含量也提高到 0.7%，甚至能达到 1%，而进口的药材则鲜有超过 0.4% 的。

这一富含有效成分的品种，是由斯托克博格博士在弗吉尼亚州的艾灵顿政府农场中，通过一系列的实验研究出来的。该品种在战时被部分成功的种植户所采用，而其异常出色的品质则受到了天然药材商和制药商们的一致好评，他们均以销售该药材为荣。

洋地黄作为临床医生手中最重要的药物之一，种植于弗吉尼亚州和明尼苏达州内，受到了严格的监督，其培土则来自于宾夕法尼亚州、南卡罗莱纳州、加利福尼亚州和华盛顿州。弗吉尼亚州所产的洋地黄，其叶子富含品质均一的有效成分，在将其制成标准化的药用酊剂后也能保证药效，这一特点使其颇负盛名。洋地黄制剂是用于治疗心脏方面疾病的药物，当医生决定用洋地黄的时候，其必须要不打折扣地发挥药效，因为生与死仅仅取决于那极微量的药所带来的效果。纽约贝尔维医院的医生哈彻博士（Dr. Hatcher）从产自弗吉尼亚州的洋地黄叶中研制出了一种特殊的酊剂，其在紧要关头发挥了良好的疗效。自此以后，洋地黄的名声传遍整个东部地区，后来多家大医院都指定在其药房购置该酊剂。

洋地黄的繁殖也是由幼苗开始的，这与颠茄有些类似，二者的移植和培育也完全一样。洋地黄是两年生植物，第一年一般不开花。

然而，一旦植株成熟，则需尽快将其发达的叶系摘下，其收获期通常持续到冬季霜冻时分。卖相最好的叶子通常需要经过水洗，以去除黏附的泥土颗粒，而后要立刻人工加热烘干，以防叶子在潮湿的状态下发酵，进而破坏其中金贵有效的药用活性成分。

任谁有幸有一个在乡下住茅舍的爷爷，他就一定能够想起后花园中的那片草丛。草丛中长着鼠尾草，通常还有其他所谓的调味香草，比如苦薄荷、猫薄荷、莳萝（洋茴香）、百里香和艾菊。鼠尾草常被列入药方之中，但其最常用于制作调味料，大多数会被卖香肠的商人买走。多年以来它只在小范围生长，而其叶子在香味和风味上则远胜于奥地利和希腊的鼠尾草，然而市场上仍然以进口的鼠尾草为主，每年进口量到达成百上千磅。后来，美国鼠尾草遭到了来自包装工业监管部门的歧视，因为鼠尾草自身代谢或某些别的原因，使它能够从土壤中吸收更多的矿物质。因此，依据含灰量测定标准，其数值要高于奥地利和希腊的鼠尾草。尽管美国本土的产品用起来口感更好，且更受个体包装厂的青睐，但他们仍旧时常拒绝这样高品质的国产鼠尾草，只是因为其含有高于法律规定标准的矿物质。而这样的法律，如同刚才所说，是根据那些洋货来制定的。

然而，抛开上述的不足来说，美国本土鼠尾草仍旧在市场上占有一席之地。一片盛开的鼠尾草，呈现出深紫色的花蕊，星星点点地点缀在一丛丛雏菊之中，令人十分难忘。早春时节，在开放式的种床中播下的种子很容易成活，当其足够大的时候就可以进行移栽了。生长的第一年很平和，若是能够顺利过冬，不出几年就会结出漂亮的、灰绿色的、有香气的叶子，采摘的时候，香气会弥漫整个邻里乡间。最好的鼠尾草是由手工采摘的，将其平摊在通风仓库里的架子上可以加速其风干。两周后，将风干的鼠尾草收集在一起，把黏附其间的沙土抖掉，而后装箱托运。鼠尾草在弗吉尼亚州和其他南部以及中北部州郡中广泛生长。

最后，若是不讲一讲人参，关于药材种植的章节恐怕也不能称为完整。比起许多其他的药材，很多人更熟悉人参。作为药物，它具有很高的声望，然而却只是美国制造和销售的药材中的一小部分。人参行业过去常与皮毛贸易相联系，因为猎人们在北部林地里捕猎的时候常能采摘到人参并将其与战利品一同带回露营地。从十八世纪初期以来，美国出口的人参数量持续增长，随着自然界中的天然人参越来越稀少，人工培育势在必行，在后来的人参贸易中，很大一部分都是人工种植的。说到贸易量和货品产值，我们可以看到，从1860年到1869年这近十年间，美国出口了超过一千八百吨的人参，创造了接近一千五百万美元的价值。1910年到1918年间，出口量为九百吨，产值约一千五百万美元。而这些几乎全要归功于中国人和韩国人。

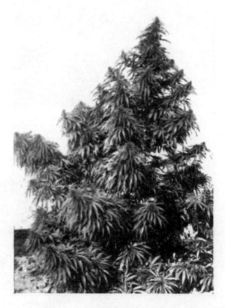

图 43　培育中的大麻

有意思的是，美利坚合众国建国之初的第一笔投资，就是由几个纽约和费城的商人，在1784年华盛顿的诞辰那天完成的，他们为来自中国广州名为"中国女皇号"的货船装满人参,以此与东方大国的茶叶和其他工艺品进行贸易。

　　纽约州、密歇根州、印第安纳州、肯塔基州和俄亥俄州均建有少量的人参种植园。其出口的中心在纽约城,那里聚集着几家直接与中国的分销商进行对接的供应商。

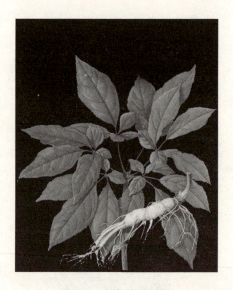

图 44　人参的叶和根

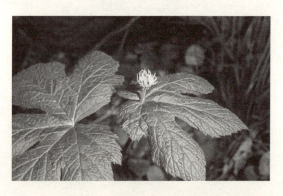

图 45　北美黄连(金印草)

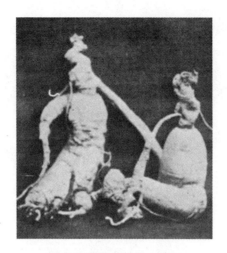

图46　**奇形怪状的人参根**

版权归C. M. 古德斯皮德(C. M. Goodspeed)。

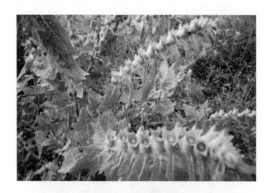

图 47　**天仙子丛**

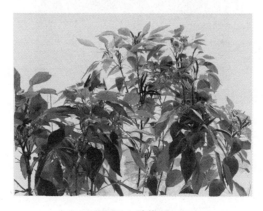

图 48　**辣椒树**

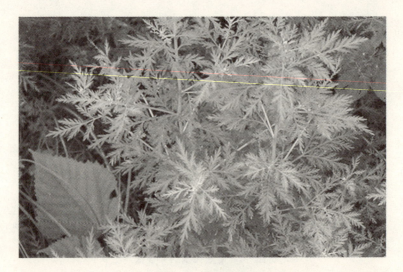

图 49 美洲茴蒿

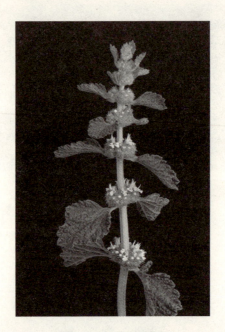

图 50 培育的苦薄荷

　　人参常于夏末或者初秋进行播种,次年春季长出幼苗,继续培育至第二年,将根移栽入固定地点进行后续培育。供植株成熟的种床,其选地需要十分谨慎，必须利于排水，土壤也要含有适当的沙子和腐叶。还需要人工营造一个避光的环境，或者将花圃置于林中，将周围的矮树和灌木都砍掉，由高大的树木为人参提供生长所需的合适的阴凉。

如果条件合适，播种七年后就可以收获了。整个生长过程需要有十足的耐心。其间要除掉杂草，秋季收获的种子还需要预防杂草、老鼠和鼹鼠的破坏以及偷盗的发生。有些州十分重视人参产业，将盗抢人参园的行为判为重罪。

人参采摘后必须进行处理，并且要根据贸易中需求的不同而进行特殊的专业处理。长达七年的等待结束时，也容易出现作物坏掉的情况。那些挖出时品相良好、质地上乘的人参可能经过不当地风干后会变得又硬又难看。一千克人参的根能够卖十六到二十美元甚至更多，但若因干燥产生轻微的裂痕，那么它的价值就会大打折扣。中国人以人参的外观对其定价，就像在印度有着二十根脚趾的大象，其价值远高于普通大象一样。人参的形态越与人相像，它的价格就越昂贵，其完整度越高，比如有着手臂和腿及人类四肢特征的人参，会有更高的价值。

人参为精心种植的农户带来巨大的利润，但常常是一家欢喜百家愁。一般说来，人参和其他生长缓慢的根类药材的种植培育，如金印草，在得到第一笔回报之前要等待很多年，因此，很难使人们心甘情愿地投入大量宝贵的时间，去了解植株的生长过程及其繁殖所需的特定条件。

美国药材种植产业的未来遍布荆棘。薄荷培育基地已经建成多年，据说也要建人参和金印草培育基地，美国被视为这些药材的原产地。当远志草、赤根、粉条菜（束心兰）和蛇根等美国主要药材供应出现短缺的时候，就有必要对它们展开人工培育了，现今农业部（the Department of Agriculture）已经在其试验田中，对药材的种植、适宜的生长环境等问题展开研究。

对于进口的外国药材,其生产加工业的命运取决于美国的药商究竟是愿意为有高质量保证的药材付钱,还是愿意为相对便宜质量也稍逊色的药材付钱。美国的进口药材商是无法与国外人力状况相竞争的,除非药材是颠茄、洋地黄和鼠尾草这样享有温和的进口关税的药材,不然整个行业的药材供应依旧会全部交还给外国商人。

注释:

[1] 阿育王作为公元前264年至公元前228年印度的统治者,是世界历史上最著名的君主之一,是药物培育的倡导者。在他颁布的法令之中,有着支持培育药用植物和采种树的相关条款。

第六章　专利药及其在国家经济中的地位

第二章介绍过药品贸易中存在的几个因素,它们之间的关系以及相互作用情况。其中提到了专利药(patent medicine,也称专卖药,proprietary medicine)在市场上的地位。下面用单独的一章来阐述这类药物对市场以及国家经济产生的重要影响。一些专利药制剂在生活中有着广泛的应用。甚至可以这么说,它们已经成为了国家的知名产业。

其实,"专利"(patent)一词用得并不恰当,因为真正拥有专利证书的药品只占到极少的一部分。大部分药品只是注册了特有的商标,名字受到版权保护。一些药品更是已经畅销多年,家喻户晓。它们的名字和配方的所有权均属于版权拥有者。如此看来,"专卖"(proprietary)一词更为合适。所以,这类药品也经常被称作"专卖药"。

刚进入市场的时候,专卖药拥有专利权,配方不对外公布,命名后便公开销售,但是这种方式在很久之前就不再用了。不过,畅销至今的阿司匹林仍旧享有专利权,制造过程和名字都受到版权保护。阿司匹林并不是由几种不同的药物混合制成,其本身就是一种化学物质——乙酰水杨酸。一家德国公司发现了它的药用价值,购买专利后便将它推入市场。在一开始,阿司匹林便直接面向公众出售。专利的有效期只有十七年,因此十七年后,阿司匹林便不再享有专利保护。然而,商品独有的名字、图标等却受到永久的版权保护。因此,"阿司匹林"这一名称虽是特有的商品名,但是否应该享有版权保护尚有争议。

这一例子很好地说明了何为"专利药"。当然,严格来说,我们应该称之为"被授予专利"的药品。

专卖药几乎是普通民众最为熟知的一类药。每天我们都能在广告上看到它们的身影,有些药品甚至就摆在家用药销售柜台最显眼的位置。例如止咳糖浆、止痛片等,都是家中常备的药物。而且,如果身边的朋友还没有意识到这些药物的价值,我们总是会热情地向他们推荐,以备不时之需。

众所周知,药物的药性相当重要,但药品外包装上除了药名之外,常常会有不正确的信息,并且通过许多知名杂志一遍又一遍地出现在公众的面前,或多或少都对民众造成了一些误导。表面上,这些错误信息如此活跃是外行杂志卖力宣传推广所导致的,但也正是这样,这些药品才取得了巨大的成功。如果不是反复地出现在公众的视野里,这些药品很可能很快就会被公众所遗忘。但是,专卖药畅销的根本原因一定不在于宣传。

在药品流通过程中,尤其是处在销售第一线的零售商眼中,药品本身的成分以及药性往往被忽略。实际上,可以这么说,除了制造商,对这些专卖药的各种特性最熟悉的就是使用者。

举个例子,一个登山者的妻子独自一人在家,家庭医生以及药店都在几公里之外,而她常用的一些药物存量却很少。这时候,无论之前有多少耸人听闻的文章在谴责一些以乙醇、水、色素为主要原料的药物,又或是色彩斑斓的药丸、药片为了占据市场花费大量的资金,这些信息对她来说都不重要了，重要的是药物本身的一些细节，比如表面的涂层，但最重要的是药性。正如前文所提到的，我们经常会准备一些止痛片、止咳糖浆、缓泻剂、滋补药等，在必要的时候使用。我们信任这些药物，愿意去购买，是因为我们了解药物，知道哪些药有哪些疗效，适合在什么情况下使用，而不是因为那些铺天盖地的广告。

一位著名的零售药商和医药编辑卡曾斯（W. H. Cousins）曾对这一现象进行了概括和总结。结合美国制药协会专卖药委员会（the Commission on Proprietary Medicines of the American Pharmaceutical Association）的一项问卷调查，他说道："我发现绝大部分自行购买药物的民众，都是根据以往自身使用该药物的经验来进行选择的。我敢保证90％的消费者并不清楚也不在乎药物的成分。专卖药的销量取决于它所起的疗效，而不是它所含有的成分。"[1]

不久之前，一种用于治疗百日咳的专卖药被起诉，公诉人认定该药物对于缓解症状并没有直接的疗效，与药品包装上的信息不符。专业人士提供的证据也倾向于公诉人的结论，同时他们表示百日咳的治疗需遵循特定的疗法，不同症状的治疗方式也不尽相同。被告方则以该药物的临床实验作为反驳的证据。在该实验中，许多儿童经专业医师诊断为百日咳，但他们的母亲和护士并不知晓诊断结果。她们每天陪着这些孩子，清楚孩子何时出现症状。实验结果表明，服用了该药物之后，孩子们咳嗽的症状消失了。而经过调查，该药物含有的某些成分确实能够治疗患儿的咳嗽症状。最终，法院认定起诉无效，因为无论医学专业理论如何强调百日咳需按照特定疗法，该药物确实起到了之前所宣传的疗效。

这一事例充分证明了畅销的专卖药赢得口碑的方式：消费者是它们最好的宣传员。

直到十五年前，专卖药的标语和外包装上的许多描述性文字仍时常引发争议,它们所表述的许多信息都是错误的。实际上,大部分专卖药的特性并不是十分明确。某些药物甚至已经确定会对公众的健康造成威胁。但是所有直接面向大众宣传的药物外表上看起来都差不多,难以分辨优劣。而当被誉为"食物标准法规"(the Pure Food Law)的《国家食品药品法》(*the National Food and Drug Act*)颁布之后,专卖药进入了一个全新的时代。同时,类似的立法也在美国的许多州得以通过。不久之后,编造疗效的药物慢慢退出市场,那些成分或疗效存在争议的药品也渐渐被市场所淘汰。受1907年之前的药品市场宣传模式的影响,一些药品虽然疗效明显,但由于标语使用不当而受人诟病。为了适应新的法规和市场秩序,这些药品所属的公司重新修改了广告内容。在那以后,得以幸存的药品在市场上的地位反而变得更加牢固。

法规实行之初,哈维·威利博士(Dr. Harvey W. Wiley)做了大量的工作,对于不符合规定的药品拒不妥协,使该法规能够有效的执行。因此,虽然博士本人并不在意,但那些受到法律保护、产品疗效显著得以畅销的生产商对他仍十分感激。

有谣言称,一些专卖药具有成瘾性。但是,如果有人认真阅读专卖药协会对其成员的要求,便能在相关内容里看到,包括鸦片、吗啡、可待因以及其他鸦片衍生物在内的易成瘾药物的使用十分严格,而且可使用剂量极小,可卡因甚至已被禁用。在《食品药品法》(*the Food and Drug Law*)和《哈里森毒品法》(*the Harrison Anti-Narcotic Law*)颁布之前,一些号称能够治疗吗啡和鸦片成瘾的药物直接面向大众销售,但它们的成分里几乎都含有吗啡和鸦片。一旦使用这些药物,人们反而会摄取更多的吗啡和鸦片。此外,市场上一些黏膜炎吸入用药也被检测出含有吗啡,哮喘的常用药中也含有大剂量的可待因。而在这两部法律实行之后,这些产品便再也无法在市场上流通了。

然而,在《哈里森毒品法》出台之前,大量不幸的受害者已经对可待因和鸦片制剂产生了依赖性。他们都曾在治疗某些疾病的过程中,使用了麻醉剂或其他具有成瘾性的药物。

乙酰苯胺、非那西汀和阿司匹林不具有成瘾性,如果正确使用,不会产生不良反应。因此,含有这些成分的药物也不会使人们上瘾。它们具有缓解疼痛的功效,因此常被大量添加在治疗头痛和神经痛的药物之中。虽然临床上也不推荐过量使用,但使用这些药物并不会像频繁使用鸦片制剂和可待因那样让人提心吊胆。

"食品标准法规"执行之后,药品市场得到整顿,一系列的调整措施也随之出台。在政府颁布相关的禁令之前,大部分老牌的专卖药都不约而同地选择了简单直接且相对平稳的销售策略。后来,政府禁止制造、经营酒类,许多原本从事酒类贸易的公司将目光投向了药品合成,借用药品合成的方式将酒类改头换面重新出售。一时间,这种"伪装"酒随处可见。因此,当时流传着液体状专卖药主要成分是酒精的说法,甚至许多人都认为这类药物真正起作用的成分也是酒精。事实上,这种说法是错误的。经销多年的液体类专卖药中所含的酒精只是用来帮助溶解药物成分,同时保护药品不受细菌和霉菌破坏的,其实际用量并不大。可是,酒类贸易公司显然并不清楚这一点,他们大肆宣扬液体类药品中酒精的重要功效,借此推广他们的新产品——"伪装"酒。久而久之,人们对此深信不疑,酒精的销量也较之前翻了几倍。

这一情形使得人们对新兴的药品市场失去信任。但是,幸运的是,位于华盛顿的相关执法部门的负责人头脑清楚,他们对相关法律十分了解,知道何为合法,何为违法。他们一次又一次地对市场进行清扫,也一次又一次地保护真正有疗效的药品。有趣的是,在他们收到的上千条投诉中,没有一条是关于《禁酒法案》(the Volstead Act)出台前就已根基深厚的合法专卖药的。

在《禁酒法案》实行前不久以及实行之初，由于可能含有酒精，大众对合法的专卖药并不满意。人们根据自身的情况来选择药物品种，并在保证疗效的前提下服用相对较小的剂量。当时，市场上有许多标签上写有"建议作为药物服用"字样的苦啤酒、滋补药和其他类似的产品。但是多年以来，国税局一直将这些药物成分含有量极少，但酒精含量超过溶解和保存所需剂量的饮料归为一类，并要求生产商支付酒精税。于是，真正的药品便与这类产品划开了界限。禁令花费了大量的财力都没有完成的任务，就这样轻易地被国税局做到了，且成本几乎为零。不过，民众似乎并没有意识到这一点。

1915 年，美国专卖药协会（the Proprietary Association of America）允许所有合格药物中 8％的产品直接面向大众进行宣传，并提出了一系列关于协会会员企业产品销售必须遵守的条例。这些条例是依据 1915 年美国制药协会（the American Pharmaceutical Association）发布的报告而制订的，该协会代表了药品生产过程中涉及的所有药剂师、学者以及贸易商。条例如下：

（1）药品必须发挥应有的作用，药品的成分、原料、生产厂家及生产地必须如实标注，注明的药效必须合理且正确；

（2）药品不能直接或间接用于堕胎和其他不道德、不合法之处；

（3）药品不得含有可卡因或优卡因（eucain）[2]，鸦片、鸦片生物碱及其衍生物的含量不得含有超过《哈里森毒品法》规定的剂量，且这类药物必须含有足量的其他药物成分，保证直接使用时不会产生依赖性，如非特殊，婴幼儿不得使用以上这类药品[3]；

（4）药品的酒精含量不得超过保持有效成分充分溶解和防止发生凝固、霉变或其他可能导致药物变性改变所需的剂量，同时必须保证药物的有效成分含量，不得作为酒精饮料使用；

（5）药品不得作为某种疾病的治愈治疗方法进行宣传或推荐使用，尤其是无法简单通过药物治愈的疾病；

（6）药品外包装、标签和说明书上的描述不得违背《联邦食品药品法》(the Federal Food and Drug Act)中关于不恰当标示的规定；

（7）药品在依据说明书正确使用时不会对生命健康造成威胁；

（8）为了保证这些要求顺利落实，纪律委员会将进行相关检查，纪律委员会由执行委员会组建，相关制度及酬劳由执行委员会制订，以确保检查工作能够顺利实施，同时，为了更好地帮助协会会员达到上述要求，会员需向纪律委员会递交产品外包装的详细说明，包括所有的文字信息，以便委员会判断该产品是否达到要求，但是，在此过程中，委员会没有权力强迫成员提供药品配方。

为了这些政策能够顺利开展，专卖药协会特别成立了长期有效的要求执行委员会(Requirements Committee)。该委员会依据最新的医学权威知识和药品的真实成分，对协会成员销售药品的标志及其外包装信息进行检查和修改。任何一家公司，如果想要加入该协会，都必须提供其产品的标志和所有的文字信息，并通过审查。目前，国内最先进的科技也开始运用到药品工业。专业的机器设备得到改进，并已在个别企业投入使用。佩鲁娜公司(the Peruna Company)、斯威夫特公司(the Swift Specific Company)和查特努加药业(the Chattanooge Medicine Company)，他们是目前设备最好的制药公司。

协会也在做一系列关于药品贸易重要影响因素的调查研究，研究包括如何减少或消除酒精在液体类药物中的使用。这个研究十分成功，成果也被多家企业所采用。目前，药品中的酒精含量已经调整至原先的二分之一。关于不同形式的联合用药所产生的生理作用的研究也取得了不错的进展，如今不同药物的用量和配比已经有了正确的计算方法，并将原本不是十分明确的作用过程也研究得一清二楚。

经营者们也都对自身所遇到的问题进行科学研究，且研究成果都具有极大的科学价值。

综合分析，我们不得不承认，在如今的医药领域中，包容老资历和新兴合法企业的专卖药协会是最先进、最完善的组织。

1914 年的调查结果显示，专卖药工业总资产超过七十一亿美金，高出药物和化学制品生产工业二十五亿美金。[4]

绝大部分从事专卖药生产和销售的企业都会有一个主产品，有些还会有几个副产品。少数情况下，一小部分企业出于各种目的，其经营的药物种类繁多，主要供给偏远或封闭地区的特殊客户。

如今，代表了最高制药技术的几家专卖药企业，提供包括丸剂、片剂、粉剂、胶囊、酊剂、乳剂、糖浆、复杂萃取制剂等各种形式在内的药品。由于每一种产品的产量都十分大，因此企业建立了标准化的生产流程，以保证药品的一致性。此外，他们从最好的天然药物和化学品供应商中进行挑选，只用最好的原材料。而且，每年企业都会使用大量的原材料，这对供应商而言是难得的好项目，因此竞争十分激烈。

存在即合理，专卖药的出现缘于人们的需求，它们俨然已经成为了生活中不可替代的必需品。生产商并不会直接对大众进行宣传，他们只是迎合医生的需求，向零售药商提供产品。生产商通过贸易的方式出售他们的产品，虽然大部分交易来自于医生的推荐，但贸易最主要的驱动力还是大众的需求。例如，我们都曾在某些消耗性疾病的恢复期，由家庭医生推荐使用过斯科特乳剂（Scott's Emulsion）、碱式锰（Pepto Mangan）或费洛次磷酸盐糖浆（Fellow's Syrup of Hypophosphites）。

专卖药得以生存的一个主要原因在于家庭备用。当紧急情况发生时，人们可以及时使用有效且值得信赖的药物。即使居住在人口密集的城市，但当小男孩或小女孩半夜醒来，痛苦呛咳时，你来不及呼叫医生或赶往药店，必须立即使用刺激性或芳香型药膏或擦剂缓解哮吼的症状。而如果你身处乡村或高山草原较为封闭的小村庄，在没有专人报信的情况下，很难联系到医生。这时，备用药的必要性便更加能突显出来了。

重度胸闷和剧烈咳嗽突然发作,一天之后病情可能会加重,因此必须及时用药物缓解症状。类似成人因进食不当导致急性消化不良、小儿因偷吃苹果或梨子引发无法忍受的疼痛等情况都需要引起重视。在不够干净卫生的生活环境中,风湿病急性发作十分常见,此时必须及时用相应的缓解疼痛症状的药物。不仅仅是风湿病,劳作时不慎扭伤或拉伤导致不适或疼痛也需要及时用药,因此,不论是斯隆(Sloan)还是强生的止痛擦剂(Johnson's Anodyne liniment),又或是个人常用的其他止痛剂,都必须放在显眼的位置。

急性头痛必须要及时缓解,疖、痈、鸡眼都要及时处理,急性腹泻发作时也要及时检查,因昆虫叮咬或接触藤木而中毒要及时去除毒素,清洗口腔和喉咙时要使用抗菌药物,还有许多其他身体上的不适也要及时处理。因此,每个人都需要一个药品"百宝箱"。

便秘是美国最常见的疾病之一,不论什么社会阶层的人都可能会遇到,因此一系列通便的药丸、药片、药粉应运而生。而我们每个人也都清楚哪个产品能在自己身上发挥最大的功效。众所周知,如果我们关心自己所吃的食物,清楚消化道的功能,也许大部分滋补药和社会疾病就不会出现。但是,很少有人会在进食的时候想到这些,也不可能在接下来的五十年内被培养成为营养学家。久而久之,越来越多的人出现消化不良和便秘的症状,市场上的相关药物也就越来越多。

如前文所述,我们已经讨论过家庭备药对于农村人的重要性。美国是一个农业大国,国内人民也以此为傲。农业是国家的支柱产业,在大城市附近,在阿利根尼市河流经过的富饶山谷里,在广阔的海岸沿线,在西北部森林的空地上,在山区的山坡和山脊上,农场随处可见。农场主和他们的家人劳作的强度通常很大,因此劳作拉伤是家常便饭,并且卫生条件也不尽如人意。另外,他们往往比城里人生的孩子更多,因此妇女更容易患上妇科疾病,出现撕裂伤和感染的几率也更大。可能出现的其他环境状况和他们的生活模式决定了他们必须经常备有充足有效、药性稳定的药物。同时,它们的包装必须禁得起各种气候条件的考验,比如海岸和河底的潮湿空气,以及草原的酷热天气;且药品成分一致,针对的症状明确,即使是一年前的药物也能发挥出和新药物相同的药效。

如今市场上的主要产品代表了制药的最高水平,其中也含有可以直接销售给大众的合法专卖药物。它们的原材料均通过精挑细选,以达到宣传的疗效。有些产品虽然必须使用酒精,但只是保证药物成分溶解和产品不变性而已,其中的酒精含量并不大。它们并不能作为酒精饮料来使用,也不会使人上瘾。专卖药产业的投资和贸易总金额,比药品贸易中其他任意一种药物的几倍还多。这些药物被美国人广泛使用,对某些特定的人群来说更是不可或缺的存在。在疾病突然发作,或偏远家庭需要应急药物时,它们都能起到巨大的作用。

注释:

[1]《美国制药协会杂志》(*Journal of the American Pharmaceutical Association*),1910 年,第 1384 页。

[2] 优卡因是一种合成的有机化合物。它并不是可卡因的衍生物,两者化学组成也不相同。它其实是一种麻醉剂,使用时会产生与可卡因相同的效果。

[3] 鸦片、吗啡、海洛因(heroin)、可待因、可卡因、α—优卡因和 β—优卡因。

[4] 1919 年调查得到的产业平行数据至今仍不完全相符(1921 年 11 月),但是曼彻斯特州的数据显示专营药工业资产比 1914 年增加了 30%～40%,这一数据代表了美国的普遍情况。

第七章　大自然对人类的馈赠

　　早春时节,老树抽新芽之际,穿过晾干的毛毯,你可以看到空地上呈现出的不规则圆形伞状的落叶堆,直径约有一英尺,全都是斑斓的树叶。在密西西比东侧茂盛的林地上,它们是春天里一道耀眼的风景线,全国游客都慕名而来,或徒步,或自驾,或乘坐火车。那里长满了北美洲特有的盾叶鬼臼(the May apple),也叫曼德拉草,是最有价值的药材植物之一。

　　在地表约两厘米以下,蜿蜒的树根纵横交错,向各个方向生长,通常长约一到十八米不等,组成了一个复杂的网络。这一网络通过新陈代谢,会产生一种苦味的物质,而这一物质对肝脏有着特殊的作用。数不清的盾叶鬼臼树年复一年地产出这一物质,而这其实是两种化学物质的混合物[1],只有在这一区域才能生成。该混合物的产生机制我们还不是十分清楚,但可以肯定的是,即使目前拥有最先进的仪器的实验室也无法合成。在自然条件下,没有高温高湿的环境,也没有烈性的化学试剂,盾叶鬼臼树根默默地生成一种对人的肝脏有益的物质。史前印第安人首先发现该物质的神奇功效,后来哥伦布发现新大陆，该物质被推广到全球，帮助了成千上万的人，成为新大陆的一大功绩。

美洲盾叶鬼臼树并不是圣经中记载的盾叶鬼臼树，后者属于茄科曼陀罗属（mandragora），与颠茄（belladonna）同属一类，但其作用功效完全不同。每年消耗量巨大，且需求量也一直在增长，但当地的盾叶鬼臼树数量毕竟有限。不过，市场上出现的一大批从印度进口的鬼臼树，大大缓解了供不应求的情况。

植物细胞中生成和储存活性物质的过程是最神奇的自然现象之一。例如，金鸡纳树（the cinchona tree）能生成奎宁（quinin），马钱子（the nux vomica）能生成番木鳖碱（strychnin），成熟罂粟（poppy）能生成吗啡和其他一系列生物碱，苦艾（wormwood）和同类的用于制作苦艾酒（absinthe）的植物能生成茴蒿素（santonin），颠茄属灌木能生成阿托品（atropin）。这些物质均无法在化学实验室中合成，不过在有关人工合成奎宁的研究中发现了一部分有价值的药品，其中最有名的是安替比林（antipyrin），一种解热镇痛的药。

药用植物在生长活跃期开始分泌活性物质，在繁殖期前达到分泌的顶峰。比如，在颠茄的生长过程中，阿托品的生成量逐渐增多，直到花期到来。在那之前，颠茄努力生长枝叶，达到两到三次分泌顶峰。花期结束之后，阿托品的分泌会越来越少，直到停止生长，分泌的能力也就随之消失了。

药剂师需要明白很重要的一点是，这些植物生产的物质，其合成必须在一个温度波动极小的环境内完成，同时还必须保证所有原子的数量和相互作用不会发生变化。而在实验室中，化学物质的合成需要通过高温来完成。另外，压力也是很重要的一环，需要人工进行控制。冬青油（oil of wintergreen）是治疗风湿病很有效的一种药物，同时也是糖果糕饼常用的增香剂，可以人工合成。产品与天然的冬青油成分一致，发挥的效果也一样。与奎宁、番木鳖碱一样，纯冬青油本身也是一种化学物质,因此与其他由不同含量的不同物质混合制成的油剂并不相同。但是,与奎宁、番木鳖碱不同的是,纯冬青油的成分相对比较简单,化学名为乙酰水杨酸,是水杨酸的一种衍生物。虽然冬青油主要是非科学家们使用的一种物质,与冬青树或鹿蹄草(checkerberry)也没什么关系,但是同样的物质也出现在了甜桦树(sweet birch)的树皮上,现在这种自然生成的油已经能够通过蒸馏广泛提取了。

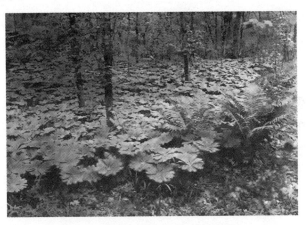

图 51　野生的盾叶鬼臼(曼德拉草)

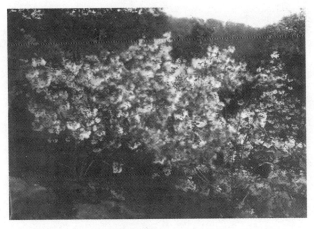

图 52　美国流苏树(Chionanthus virginica)

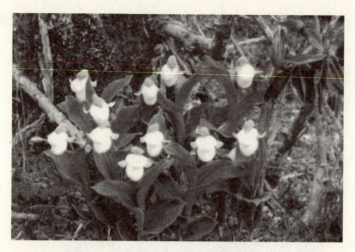

图 53　杓兰(Lady's slipper plant)

用于神经系统的药物。

　　人工制油需要高温高压的环境,还需要强化学试剂相互作用。石炭酸(carbolic acid)和氢氧化钠(caustic soda)的合理配比能够合成一种密封的铁桶,通过人工加热,可以使桶内的混合物处于高温环境中。随着桶内压力逐渐升高,苯酚会被压成熔体状态,从而生成水杨酸钠(sodium salicylate),即用水杨酸制成的钠盐。完全反应后,水杨酸钠冷却成为固体。它难溶于水,且遇到盐酸(muriatic acid,同hydrochloric acid)后会重新分解生成水杨酸,并析出晶体。而水杨酸与甲醇混合,再加入浓硫酸(sulphuric acid)并加热,可以生成水杨酸甲酯(methyl salicylate),再通过蒸馏提纯。最后我们得到的物质,就是我们从鹿蹄草叶片或甜桦树树皮及嫩芽中提取的纯油类物质。但这与大自然中植物悄无声息的生成过程有着天壤之别。

　　元古代(the Proterozoic age)伊始,生命仍以最低等的形态——微生物(animalcula)和原生生物(protozoa)存在。从那以后至今的百万年间,在进化中生成了无数的微生物(microorganism)、寄生虫(parasites)和接触传染物(contagia),给人类带来了各种各样的疾病和致病条件。而与此同时,植物也渐渐进化成为大自然经济中重要的部分,使得人类能够从中获得有效的物质来抵御病原体。

原始人发现,森林田野中的药草对于身体的不适有缓解作用,而随着人们经验和知识的累积,医药科学初具雏形。加里森(Garrison)[2]在概括药用植物知识发展史时说道:"埃及僧侣所著的纸莎草纸文献记录了大量的药物,其贡献之大还被写进了《荷马史诗》(the Homeric poem)。而即使在今日,不论是历史悠久的中国和日本,还是美国,仍可以将其中的药物收录进本国的药典。我们还发现,不同国家的原始人天生就知道能抹在箭上的最致命的毒药——箭毒(curare)、G毒毛旋花苷(ouabain)、藜芦碱(veratrin)、邦杜(boundou),也知道鸦片、印度大麻制剂(hashish)、大麻(hemp)、古柯(coca)、金鸡纳树(cinchona)、桉树(eucalyptus)、菝葜(sarsaparills)、刺槐(acacia)、苦苏(kousso)、苦配巴香酯(copaiba)、愈创木脂(guaisc)、球根(jalap)、鬼臼脂(podophyllin)、苦木(quassia)等药物的作用。

"在我们国家,往前数几百年,北美洲的印第安人就已经认识到了一些植物的作用,如杨梅(arbutus)能治疗风湿病,半边莲(lobelia)能治疗感冒和咳嗽,野生鼠尾草茶(wild sage tea)、金印草、多花狗木(flowering dogwood)、花椒果(prickly ash berries)能治疗发烧,熟透的野生浆果和漆树(sumac)能治疗感冒和扁桃腺炎(quinsies),野生姜、人参和大戟(euphorbia)能治疗消化失调,吸入薄荷叶能治疗头痛,黄樟(sassafras)和紫罗兰叶能治疗外伤和瘭疽(felons),黄樟和菝葜的树根能够冷却和净化血液。

"1535至1536年间,一位居住在魁北克(Quebec)的易洛魁联盟(Iroquois)的成员,名叫雅克·卡地亚(Jacque Cartier),他用铁杉(the hemlock spruce)的树皮和叶片成功地治愈了患坏血病(scurvy)的同伴;1657年,法国奥内加人(Onondaga)发现同部落人推荐的黄樟叶对于各种外伤的伤口愈合有着神奇的疗效。肖夫(Schoepf)是安德巴赫拜罗伊特(Anspach Bayreuth)的一名外科医生,曾跟随黑森雇佣军(Hessian troops)参加过独立战争,他在 1780 年出版的《美国药物》(*Materia Medica Americana*)一书中写道,居住在新大陆的盎格鲁—撒克逊人(Anglo—Saxon)已经学会了许多草药治疗的方法,同时还保留着许多他们从老英格兰(Old England)带来的民间药物习俗。英格兰农村也流传着一些植物入药的知识,他们会用洋甘菊(camomile)、鼠尾草、蒲公英(dandelion)煮茶来帮助通便,用马郁兰(marjoram)和樱花草(primrose)根来治疗头痛,用缬草(valerian)来治疗神经紧张,用龙牙草(agrimony)和欧芹(parsley)来治疗黄疸,用番红花(meadow saffron)来治疗痛风,用茴香(fennel)、小米草(euphrasy)和芸香(rue)来治疗视力减弱,用绵马(male fern)和桃叶进行肠道驱虫,用艾菊(tansy)来驱虫和堕胎,用苦薄荷(horehound)、药蜀葵(marshmallow)和土木香糖(candied elecampane)来治疗感冒和咳嗽,他们还将毛地黄(foxglove)誉为'心脏的鸦片'。此外。他们也了解阴地蕨(moonwort)、金钱薄荷(alehoof)和秋麒麟草(goldenrod)的特性。在英格兰诗歌和民间传说中,百里香(thyme)、马郁兰、迷迭香(rosemary)、芸香(rue)、槲寄生(mistletoe)和灰粉(ash)的身影随处可见,当然也少不了铁杉、猎豹之毒——乌头(aconite)、致命的龙葵—— 颠茄、'被诅咒的毒药'——紫衫、天仙子(含有莨菪碱)等有毒的植物。其中,阿雷提乌斯(Aretaeus)甚至认为天仙子是会导致精神失常的物质,而莎士比亚也在著作中将其称为'囚禁理智的疯狂根源所在'。水仙(asphodel)、白鲜(dittany)则经常在荷马史诗中出现,其可以被制作成药膏,用来缓解新鲜外伤带来的疼痛。直到现在,这一风俗仍存在于兰开夏郡(Lancashire)、爱尔兰和苏格兰的摩尔民族(Moors)之中。"

然而,我们并不了解日常生活中最常用的药物在大自然中的储备量。每年有几百吨植物药被制成产品直接出售给大众。同时,还有相同数量的植物药被药品生产商收购，用来生产药剂师售卖及医师开具处方购买的药品。在一项关于美国医师使用植物药材情况的研究中，劳埃德（Lloyd）[3]发现，有十种药物是所有层次的执业医师最常写入处方的，包括乌头、泻根（bryonia）、黑升麻（black cohosh）、颠茄、马钱子、胡蔓藤（gelsemium）、美洲藜芦（American hellebore）、仙人掌（cactus）、白头翁（pulsatilla）、紫锥花（echinacea）等。劳埃德询问了超过一万名医师，其中有六千多人十分依赖仙人掌这一味药，其可以用于镇静、利尿及治疗其他心脏疾病。超过五千人最爱使用的植物药材顺序为黄连（金印草）、乌头、胡蔓藤（黄茉莉）、吐根（ipecac）、洋地黄、麦角（ergot）、颠茄、马钱子、莨菪碱（天仙子）、紫锥花。

劳埃德教授的调查结果显示，执业医师在植物药材的使用上十分随意。他们不仅过度使用上述药物，对于其他各种植物药材也不例外。研究只收录了各种形态的药物的使用数据，不包括使番木鳖碱、吗啡、奎宁等药物发挥效用的正确使用方式。例如，黎凡特土荆芥籽（Levant worm seed）很少作为药物使用，但是对于兽医来说，其中含有的茴蒿素是最可靠的药物之一。同样，茶和咖啡也不在常用药的列表之中，但它们都含有咖啡因，是一种安全且有效的神经系统兴奋剂，可以消除疲劳。

到目前为止，越来越多用于制药的植物药材从大自然中获得。大自然的实验室遍布世界各地，其中一个便位于原来美国东南部山区的荒野上。如今，人们称呼这里为"弗吉尼亚州南部和加利福尼亚州北部"。受热带与亚热带气候的影响，这里已经成为了植物的海洋，拥有六百多种药用植物。如今，世界上出产于北美洲的植物药材中，有75％来自于阿帕拉契（Applachian）山脉南面的这块蓝岭地区（Blue Ridge）。

尤因（Ewing）和斯坦福（Stanford）[4]对该地区植物药材和药材采

集方式进行了研究,并做了非常有趣的描述。他们发现:

"山区中有大量的人,却只能采集到少量的天然药材,因此几乎没有人将采药作为自己主要的职业。一般情况下,人们都选择生活在面积极小的山坡空地上。而由于地势崎岖不平,无法开展机械农业,大规模的种植业非常少见。此外,山坡坡度较大,山路年久失修,很多地方只能供马通过,因此大规模的农作物交易也无法实现。但是,除了农业之外的工作数量极少,报酬也十分低。于是,在没有其他工作的时候,大部分人选择采药,其中以妇女儿童为主。这一工作的偶然性极大,男人很少考虑,即使做了也只采集大树树皮这一类体积大且沉重的药材,在采到其他药材时会抱歉地说一句'这应该是妇女采的'。最适合采集药材的时间是春天和夏末,春天可以采到大部分树皮和一部分树根,而夏末不再需要耕种农作物,药草、树叶、花朵生长旺盛,树根也不会同牧草相混淆。

"只有极少数的意外情况下,蓝岭地区的公司才会没有可加工的药材。

"有时候,经销商会亲自查验购入的原材料,但大部分公司会雇佣相当年轻的人专门负责检查,也有企业会选择富有经验的人。显然,这些人都没有接受过专业的培训,甚至有些人还是文盲。他们不了解药品的学名,也不知道如何进行显微镜和化学检测,甚至连放大镜都很少使用。药物的外形、气味、口感和手感是其主要的检查内容。只有经过长期积累,这些检查人员才有可能熟练掌握这一技能,甚至有些人还能够通过声音做出正确的判断。有经验的人能从一堆没有标记的袋子中找出特定的药材,他们只需捏一捏或者晃一晃就能知道袋子中装的是什么。即使提出质疑,他们也会谦虚地回答:'我是通过声音来猜的'。

"仓库经常雇佣黑人,而检查人员几乎都是白人。但是,有一位黑人有着四十二年的相关经验。虽然他不会读写,但是他依然被当作'医生',且享有盛誉,据说他还曾将药物卖到山的北面。这些检查人员熟知经手的各种药物和当地药材的特性,他们的知识混杂了各种传闻、迷信、风俗传统,有一些甚至还是这一地区所特有的。例如,山毛榉(beech)枝叶落地即可生根;豆之所以被称为豆,是因为当地人认为它们可以赶走鼹鼠;蓖麻(castor bean)已经变得相当有名;山胡椒叶(spicewood leaves)、白藓茶(dittany tea)和羊粪茶是治疗麻疹(measles)最好的药物;将七叶树(buckeyes)的枝叶放在口袋里能够治疗痔疮(piles);黑柳树(black willow)的芽和树皮能够治疗阳痿,是'男人最好的朋友';据说普列薄荷叶(pennyroyal)和棉花根皮常被当作家用堕胎药,即使在当地,它们的使用结果也总是令人怀疑它们的效果。"

虽然山脉南面这一块区域产出的天然药材还能满足制药公司接下来几年的需求,但是它们毕竟不是取之不尽用之不竭的。年复一年的消耗使人们必须深入林区腹地才能采集到足够的药材。

为了这一药用植物群能够保持原始的状态,我们必须遵循当地的自然规则,并且应该将这一要求放在首位,但是随着时间的流逝,我们并没有做到这一点。在这个交通不便的山区,当地人将采药作为赚钱的主要途径。而在这一地区之外,很少能在人群聚居地看到自由生长的药用植物群。但是,位于首都华盛顿的生物学家田野调查俱乐部(the Washington Biologists' Field Club)已经采取措施来反对人为入侵,保持这一自然圣地最原始的吸引力。波托马克河岸(the Potomac)的皮德蒙特高原(Piedmont)[5]上有林地、沼泽和河床,仍然和几个世纪前一样,野生生物几乎没有发生任何变化。由于有效的政策保护,这一植物群仍然风景优美,物种丰富,并且在生物学界享有盛誉,使许多人慕名前来。如果他们前往华盛顿,首要的要求肯定是参观普卢默岛(Plummer's Island)的珍宝。

　　四季更替,植物群景色也随之变化,从在二月春风中獐耳细辛(hepaticas)第一次弯下紫白和蓝色的花瓣,到晚秋红花半边莲(cardinal flowers)、卫矛(wahoo)、白球树(spiceberries)日夜挺立,每一天都是如此的迷人。三月里,紫堇(turkey corn)的羽状叶在松软肥沃的土壤的滋养下生长,随后开出不规则形状的花朵,人们称之为"荷兰人的屁股"。紫堇根系上细小的隆起正是它名字的由来,药品生产商会将这些隆起的部分与其他药材混合制作成改善体质的产品,叫作"血液净化剂"。

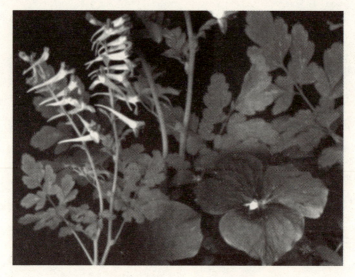

图 54　紫堇(turkey corn)和延龄草(trillium)

(图中左上方为紫堇,右下方为延龄草)

　　紧邻紫堇花期的是血根草(sanguinaria),纯白的星形花瓣十分美丽。血根草以缓解支气管炎引起的气道痉挛和顽固性咳嗽闻名。在它的花凋谢之前,林地上会开出一种醒目的黄色小花,名叫千里光(ragwort),以养发和利尿的作用出名,现在也被用来制造一种著名的妇科用药。它与紫菀属植物和其他夏末秋初开花的植物关联密切。

金色的千里光是皮德蒙特高原北面最早开花的植物,为五月林地和草场中繁花间的争奇斗艳拉开了序幕。而且,与这一时期开花的其他植物相比,千里光的花瓣颜色更艳丽,其地理位置也更显眼。而这时,曼德拉草的五叶小伞撑满了空旷的林地,在背光的北面山坡上,则长满了毫不起眼的加拿大蛇根草(Canada snakeroot)、野生姜。野生姜的芳香根有着温和的养胃功效,适合顽固性胃病患者使用。

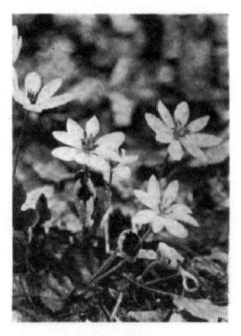

图 55　血根草

几周之后便迎来了蓝升麻(blue cohoshes)和黑升麻的生长旺盛期。黑升麻会长出足有一人多高的长长的穗,顶上还会开出白色的羽状小花。这两种升麻的根都含有有价值的药用成分,是多种妇科药和荚莲复合物(viburnum compounds)的原材料之一。黑升麻还可治疗圣威斯特舞蹈病(St Vitus's dance)和其他神经系统疾病的相关症状。

在五月初的岩坡边缘,灌木丛长出漂亮的白色花朵,垂在枝头,花香四溢。与此同时，日本的忍冬（Japanese honeysuckle）也迎来了花期，它那浓郁的香气总是能打破清晨的静谧。灌木丛的根皮对处于消耗性疾病恢复期的患者有着特别的滋补作用。春天结束后的六月初，气温慢慢升高，能够治疗水肿和布莱特氏病（Bright's disease）的印度大麻在围栏中茁壮成长，而橙色的马利筋（milk weed，也叫胸膜炎根，pleurisy root）则在野地上自由生长。

即将到来的盛夏注定色彩斑斓。高温天气下生长的花与初春时节的花一样，对药学专业的学生有着致命的吸引力。北美山梗菜（lobelia inflata，也叫祛痰草，Indian tobacco）的花谢了，长出小小的圆形的荚，里面包裹着它的种子。其叶片和顶端被广泛用来制作抗哮喘的药物。曼陀罗（jimson weed，植物学家称之为"datura stramonium"），生长在林地和原野的边缘地带。它的叶片可用来治疗哮喘，也是提取"眼科医生的好帮手"——阿托品的原材料之一。夏末，兰草（boneset）在潮湿的沟壑与土壤肥沃的沼泽地上肆意生长。它特有的抱茎状的叶子和面罩样的白色的顶端能够治疗感冒和发烧。到了九月，类似黄龙胆（gentians）的蓝山梗菜（lobelia syphilitica）以及另一种半边莲属植物——红花半边莲（cardinal flower）又为略显萧条的林地染上一抹亮色。

不同的季节有不同的收获。早春时节有弗吉尼亚蓝铃树（Virginia bluebell）、蓝色福禄考花（phlox）、甜没药（sweet cicely）、狗牙草（dogtooth）、蓝色和白色的紫罗兰、多花狗木以及美国紫荆（red bud），空气中却满是皂荚花（honey locust）的香气。接踵而至的是野生缬草、金膝菊（chrysoganum）和被誉为东部仙人掌家族代表的刺梨（prickly pear）。到了盛夏，林地里满是马利筋、蛋黄草（butter and eggs）以及长着长长的茎的野生莴苣。夏末时分，未耕种的山地上长着吐根、大戟、山羊豆（goat's rue）以及拥有独特的蓝紫色顶端的纽约铁杉（New York ironwood）都会开出漂亮的花朵。如果漆树、五叶地锦(Virginia creeper)开花,则预示着秋天即将来临,林地的景色又将发生变化。

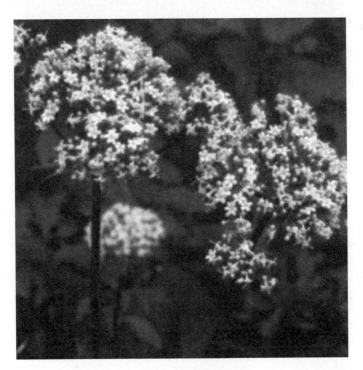

图 56 **野生缬草**

如果我们想要充分地了解植物药材对于人类疾病的作用,光靠植物标本或仓库成捆成袋的药材是远远不够的,我们必须深入它们的原产地,花时间去与植物药材的个体交流以促进了解。只有这样,我们才能真正的明白,一些疾病的发生其实是我们人类咎由自取,而大自然却给我们提供了解毒剂,我们才会由衷地去感激大自然。

常见的天然药材有许多有意思的特点。在上文中我们已经介绍了独产于美国东南部地区的药材,现在我们将介绍一些分布于世界各地的常用药材,无论在哪里都能被加工成产品。英属哥伦比亚的西海岸线上,生长着药鼠李树(cascara tree)。这一地区的所有药鼠李树皮几乎都被制成了成千上万的缓泻药丸和药片，以及有这一功效的滋补药品。

秘鲁的香脂树（balsam）可以产生有香味的树胶脂，对深部咳嗽和卡他病症有消毒杀菌的作用。但它并不是来自于秘鲁，而是来自于萨尔瓦多西海岸的一个地方。产出香脂的树是热带森林里最美丽的树之一，它们有三十多米高，树冠直入云霄。这种树在其树龄满二十年后，就会开始排出树汁，每棵树每个季节能产出一千三百到一千八百克的黏稠液体，直到树龄满一百年才会停止分泌。

可乐果（cola nut）、古柯叶（coca leaf）和皮特尤里树（pituri）分别生长于世界的三个地方，它们的外表和化学组成均不相同，但都在各自的地区发挥着相似的作用。可乐果产自非洲，古柯叶来自于秘鲁和玻利维亚，而皮特尤里树则生长在澳大利亚中部。当地居民服用它们来增强自己的体力，从而达到吃更少的食物走更远的路的目的。

比起其他兴奋类药物，古柯的使用更加广泛。据统计，在南美洲，服用古柯叶的人数在八百万到一千万之间。当地的印第安人平均每天食用五十到八十克的古柯叶，咀嚼叶片时他们会混合少量的一些酸橙（lime），看起来跟北美洲人嚼烟一样享受。一些徒步送信者会在往返途中经过安第斯山脉（Andes）中的一些危险的道路，他们会选择携带满满一口袋的古柯叶而不是食物。在三天的旅程里，他们能够依靠古柯叶的提神效果不断行进。

在大自然的馈赠中，有一种生长在英属印度的缅甸（缅甸曾被英国侵略，成为印度的一部分）境内的树是最有价值的礼物之一。它就是缅甸大风子树（Taraktogenos kurzii）。该树的种子能出产一种名叫大风子油（chaulmoogra oil）的物质。这种油与马钱子、金鸡纳等有多种用途的药物不同，它最大的价值在于能治愈麻风病（leprosy）。因此，在所有治疗麻风病的药物中，大风子油有着极其重要的地位。

实际上，一种印度树产出的油能够治疗麻风病的消息已经流传了几个世纪了。一千多年前,在古老的佛教历史中有一位缅甸国王,他因患麻风病而被流放。后来,他用这种大风子油治好了自己的疾病,同时还拯救了一位美丽的年轻姑娘,这位姑娘后来成为了他的妻子。但是,在那之后,再也没有白人看到过这种树。

多年之前,鲍尔博士(Dr. Frederick B. Power)和他来自伦敦惠康化学研究实验室(the Wellcome Chemical Research Laboratories)的同事做了一项关于大风子油成分及相关产品的扩大研究。结果分离出了两种全新透明的、具有旋光性的不饱和酸,从未在之前任何一种脂肪油中发现过。它们被分别命名为大风子油酸(chaulmoogric acid)和次大风子油酸(hydnocarpic acid),组成了大风子油酸系列。它们还有许多衍生产品,例如乙酯(ethylesters)。近些年,在麻风病的治疗中,肌肉注射次大风子油酸取得了十分可喜的成就,一些人还将它列为治疗麻风病的特效药。以上调查研究的全文刊登在 1904 年至 1907 年的《伦敦化学社会学报》(*Transactions of the London Chemical Society*)上。自此,各地治疗麻风病时都会在系统性的指导下使用大风子油的衍生物,仅在夏威夷殖民地就有超过两百名患者被治愈。

这一项相对年轻的治疗方法,在沉睡了一千年之后才被人们开发出来,这也告诉了我们,在获取药材的时候不必非得依赖于现有的东西。当地人收集大风子种子只是出于本能,并不清楚自己这么做的目的,而这种树又生长在一个充满了老虎、黑熊和其他危险生物的国家。老虎会捕食人类,而黑熊和其他动物会和人类争夺橡树果。因此,收集治病用的足量药材具有不确定性,这种不确定性常常威胁着人们的生命。

在未来,这些可怕疾病的患者是幸运的,因为现在,夏威夷群岛的大风子种植计划已经在规划当中。约瑟夫·洛克(Joseph Rock)是一位美国的农业探险家,他进入所有难以征服的丛林中,收集足够的成熟果实,为将来的种植园提供种子,以便能生产足够用的药用大风子油。

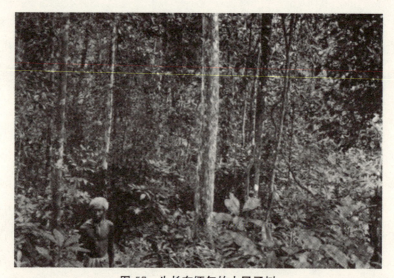

图 57　生长在缅甸的大风子树

由约瑟夫·洛克(Joseph F. Rock)拍摄,版权属于华盛顿 D. C.美国国家地理学会。

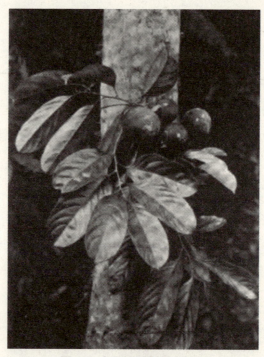

图 58　大风子树的果实分支

由约瑟夫·洛克拍摄。

大自然中存在着许多潜在的药物。其中有一部分已经被医药领域的工作人员发现。我们以人参为例，早在很久之前，东方就已经将其作为一种神奇的特效药来使用了，虽然一些先进的西方临床医学家并不认同这一观点。我们发现了一个有趣的现象，依赖于国家提供药物的使用者对药物的疗效并没有期待。中国和韩国天然生长的人参并不能满足本国的需求，于是人们开始种植人参。直到发现北美洲人参数量巨大，这些国家的"人参饥荒"才得以缓解。然而，慢慢地，美国人参的消耗速度逐渐超过了再生的速度，因此近两百年之后"人参饥荒"会再次爆发。后来，美国制定了完善的生产制度并加以落实，如今已能向其他国家出口由人工种植人参制作而成的药物。

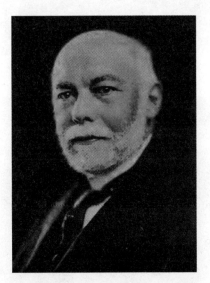

图 59　弗雷德里克·鲍尔(Frederick B. Power)

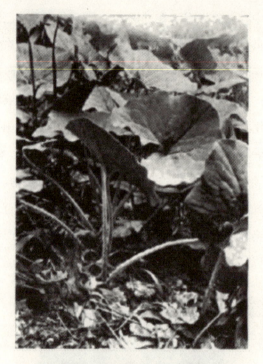

图 60　野姜(加拿大蛇根草)

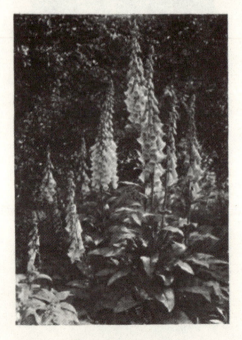

图 61　野生洋地黄

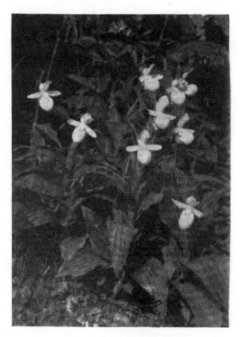

图 62　盛开的凤仙花

最近十年，日本科学家开始研究人参的成分。到目前为止，已经发现了人参特有的几种化学成分。但是，这些成分是否是人参发挥药效的关键因素，是否会成为接下来研究的重点，目前尚未可知。

近些年，国内外关于自然药材化学物质成分的研究已经取得了不错的进展，同时也拓展了我们的认知。英格兰在这方面的成就主要归功于亨利·惠康先生（Mr. Henry S. Wellcome）。他是居住在伦敦的美国人，二十五年前建立了以他的名字命名的化学生理研究实验室。另一个美国人，弗雷德里克·鲍尔博士，在 1896 年被指定组织和管理这些化学研究实验室。他上任之后不久，便和他的同事一起研究大风子油，并分离出了有效成分——就是我们在前文所提到的两种特殊的有机酸。在他的领导下，多种植物的化学成分的研究顺利进行的过程中，还发现一大批新的化学物质，其中包括洋菝葜、蒲公英根、大黄、番泻叶、球根牵牛、旋花草脂(scammony resins)、干药西瓜瓤(colocynth)、喷瓜汁(elaterium)、泻根、槐花(hop)、胡蔓藤(gelsemium)、野莓草皮、红三叶草(red clover)、紫车轴草花(carnation clover)、圣草(Yerba santa，Eriodictyon)、小薄荷(Yerba buena，Micromeria)、胶草(grindelia)、九阶草(Culver's root，Leptandra)、卫矛(wahoo，Euonymus)、红毛七(blue cohosh，Caulophyllum)、洋大戟(Euphorbia pululifera)和其他一些重要的油类物质，其中的一些我们也在前文提到过。鲍尔博士和他的同伴挖掘出了许多藏在大自然中的秘密，也极大地推动了植物化学科学的发展。

大自然中药用植物的分布也非常有特点，山道年(santonica，也叫作 Levant wormseed)就是其中一个非常有名的例子。山道年是几千种艾属植物中唯一能生产茴蒿素(santonin)的，而且它只生长在土耳其和俄罗斯的草原上。

茴蒿素是药效最好的驱虫剂，对儿童易感染的胃肠道寄生虫病有着非常好的疗效。在第一次世界大战之前，它还被应用于养猪业，甚至超过了人类治病的所需用量。我们发现，小剂量的茴蒿素混合甘汞和碳酸氢钠，可以抑制猪消化道内寄生虫的生长。而且到了宰杀的时候，这样喂养的猪的体重比普通喂养的猪的体重要大。此外，这样的猪可以整头售卖，不必像以前那样舍去含有寄生虫的部分，"散装"出售。

世界大战爆发之后，在俄国政府的让步下，德国控制了茴蒿素的生产，世界范围内茴蒿素的供应被停止，早餐所用的培根的价格也受到了极大的影响。四年里，只有极少量的茴蒿素流入市场，且购买的公司必须额外支付超过战前几倍价格的使用费。随后俄国革命爆发，布尔什维克党人拆除了山道年产地的茴蒿素分离工厂。因此，这一必不可少的工业被迫停止。

后来，一家美国企业为茴蒿素的重新生产做了巨大的努力，并制订了相应的业内要求。美国官方农业研究人员克服了重重困难，终于在多次失败之后，成功地获得了少量可种植的山道年种子，建立了一个小型的试验种植园。美国西海岸气候温和，是国内山道年生存最理想的地点。果然，山道年长势喜人，每一丛都长满了富含茴蒿素的小花，丝毫不逊色于战前。较为独特的是，在整个山道年的生长过程中，嫩芽是含有最多的茴蒿素的时期，花期来临后茴蒿素便不再生成。

山道年如此适应这里的气候和土壤，使人们开始期待这里成为这一新兴产业的中心。战前，一群激进的德国人进入荒野，在极端恶劣的条件下建立工厂，进口提纯茴蒿素所需的各种材料，并采取一切措施阻止没有生产权限的公司获得山道年的种子。自从制造业被毁灭后，制药工业也随之消失，但从长远来看，重拾制造茴蒿素的产业十分有必要。政府工作人员和其他科学家意识到只有一种办法能够使茴蒿素重新在世界上流通，他们希望美国企业能够认识到茴蒿素的重要性，并推动其建立一家全国性的新企业。然而作为美国表亲的英国，其进口政策更加宽松，对新产品的扶持十分慷慨，最终获得了山道年的培育技术和茴蒿素的生产技术，从而用于制药和包装生产。正是因为美国的轻视才会使英国得利，美国人甚至还对自己推动完成这一项目而沾沾自喜。

关于大自然的演变有着太多的故事，植物在自然界中生生不息，人类懂得将其用于自身以缓解病痛，也正因如此，我们人类才得以生存至今。这些被挖掘出来的神奇事物使得无数的生物学家、化学家和生理学家为之着迷。并且，医学在建立之初便致力于减少疾病的发生，缓解病症。如今，借助于各种药用植物新陈代谢过程中产生的有效物质，我们正在努力实现这一目标。我们离不开植物药材，也由衷地感谢它们的存在。

注释：

[1] 鬼臼毒素（podophyllotoxin）和鬼臼苦素（picropodpphyllin）。

[2]《医学史》（*History of Medicin*），1913 年，第 21 页。

[3]《美国制药协会杂志》，1912 年。

[4]《美国制药协会杂志》，1919 年，第 16 页。

[5]"皮特蒙特（Piedmont）"一词意为山脚。通常，许多国家用这一词来表示山坡和平地相接的部分，还包括以此延伸开来的一部分区域。本文中的"皮特蒙特高原"指的是蓝岭东侧四十八至六十四千米宽的区域，包括表面上许多独立的凸岩和可以与东面远处平原明确区分的山脊。它从纽约州南部延伸至佐治亚州，东面止步于著名的"瀑布线"。

皮特蒙特高原曾外扩至大西洋东岸，后来逐渐被海水侵蚀，变成了由费城、巴尔的摩、华盛顿、里士满、哥伦比亚、奥古斯塔、米利奇维尔、梅肯和哥伦布组成的"瀑布线"。同时，阿巴拉契亚地区和密西西比峡谷海拔升高，高出海平面，高原的边线才慢慢变成现在的样子。从那以后到现在，"瀑布线"东侧地区经历了数次物质沉积，且沉积下来的物质还没有来得及融合，因此这里拥有大量的沙土、碎石和黏土。而由于这些物质下沉的速度比岩石快，这里海拔更低，地势更平坦，在各方面都与山麓台地（Piedmont Plateau）有着明显的不同。从这一沉积圈到古老大陆块体的带状区域就是著名的"瀑布线"，也叫"瀑布带"。这一区域以瀑布和急流闻名，因此以"瀑布"为名。

第八章　疫苗和血清疗法

当提及"疫苗"和"血清"这两大名词的时候，人们都会存在一些疑惑。当提及疫苗时，人们不会有误解，但是血清的概念显然比较模糊，而且这个词经常被误用。我们说花粉症和伤寒的血清治疗，实际上是注射一种疫苗，为了让身体从这些疾病的侵害中获得免疫。

广义上讲，疫苗是用于预防疾病的，要在疾病发病之前使用，而血清适用于已经染病的情况。

注射疫苗是让机体在灭活病毒或有弱毒性病毒的刺激下产生免疫力。当我们说到注射血清，那就是要清除患者身体中含有的毒素或有毒物质，为其提供抗毒效果。

本世纪随着医疗和药物的持续发展，开发了很多特殊的疫苗，其中有些就结合了预防和抗毒的效果，但是本章的讨论会限定在一个简单的层面。

疫苗已经有了大约一百二十年的应用史，但是血清，或者说抗毒素的使用，是一个相对较近的发明，其首次使用是在 1894 年。

用于免疫天花的疫苗是由英国医生爱德华・詹纳（Edward

Jenner)发明的。他的研究主要是为了验证,英国农民是否可以通过种牛痘(在挤牛奶的时候获得)而获得免疫天花的能力。当时有着一种相似的说法,就是在衣物中带有牛痘痂,就可以避免患病。詹纳的发现验证了这种说法,人们很有可能无意间被注射了疫苗,也就是我们所说的疫苗接种。

詹纳的工作证实了接种牛痘就可以让个体对天花产生免疫,从此开始,注射疫苗的方法在全世界被广泛采用,也是现代文明社会中的实践方法。

在过去,疫苗接种包括使用已有免疫力患者的坚硬皮屑,或者是移植已经成功获得免疫力患者的一小部分淋巴。因这些方法没有采取任何的卫生措施,从而造成了很严重的后果,很多人因接种疫苗而死去,这样不幸的结果引起了一部分人的敌意,时至今日都有抵制注射疫苗的活动。但是,疫苗带来的成效其实是十分有价值的,当看到其他国家义务接种疫苗之后,天花的爆发和因得天花而产生的死亡率都降到了最低,甚至到了快将天花彻底清除的地步,就很少有人关注抵制活动了。

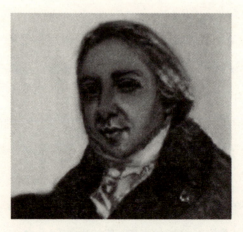

图 63 爱德华·詹纳(Edward Jenner)
用疫苗预防天花的创始人。

十九世纪，药品的生产开始从药店分离出来，在此基础上成立了制药公司，因此有人提出应该进行大批量疫苗的商业生产。在意识到卫生状况在产品生产和使用过程中的重要性之后，派驻专家对整个生产过程和环境进行监控就变得十分必要了。特殊药剂的提纯方法依靠了很多公司的努力付出，包括帕克戴维斯公司（Parke Davis & Company）、美国礼来公司（Eli Lilly & Company）、马尔福德公司（H. K. Mulford Company）和施贵宝公司（E. R. Squibb & Sons）。

天花疫苗的生产在于提取健康的牛痘，并且在牛痘完全建立之后再移除淋巴，而小母牛就是活着的制造工厂。当小母牛到达疫苗制备站后，由有经验的技师对其进行全方位的体检，结核病和手足口病是着重检测的疾病。如果有任何疾病嫌疑，该动物就会被退回，而没有疾病的这些小奶牛将会在现代疫苗工厂所设立的农场中得到最好的照料，所有配件都是为了保证其舒适和安心，如果有任何人参观了马尔福德公司设在格兰诺德的农场，或者是印第安纳波利斯外的礼来公司以及宾夕法尼亚州普尔曼酒店外的风景，他们都会赞同那句老话："幸福的奶牛出产上好的淋巴。"

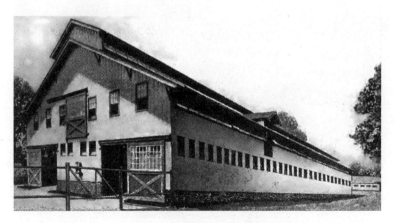

图 64 现代疫苗农场（外景）

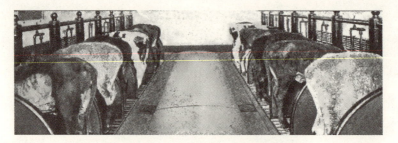

图 65　现代疫苗农场(内景)

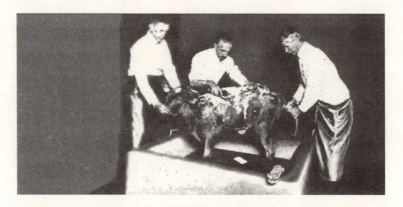

图 66　准备预防接种的小母牛

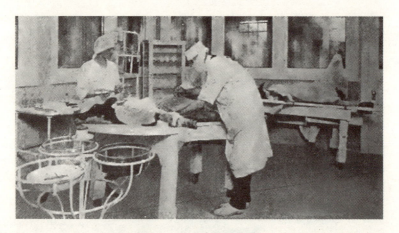

图 67　为小牛接种牛痘

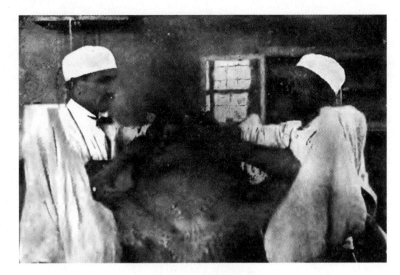

图 68　提取病毒

疫苗的生产。

过一段时间，当动物适应环境之后，它们会被带到手术室。手术室非常干净，其无菌程度可以与任何有着最高声望的医院相媲美。参加手术的人，全身由白色制服包裹，整个手术过程当中使用的器械也要精心地消毒。将动物绑好后使其反向躺在硕大的手术台上，以便于对其腹部进行剃毛和消毒。然后经过一系列熟练的操作之后，将提取出的牛痘病毒注射到培养基中进行培养，动物也会在被松绑后放回到单独的畜栏中。在动物的生长过程中，其所在的牛棚有着干净整洁等标语。地板和墙壁都涂有水泥，支柱和锁扣用涂漆的金属制成。消毒剂和抑菌剂的长期使用也会让感染的可能性降到最低。

在一个大型的工厂中，手术时刻都在进行，有奶牛在进行接种，其他的则在提供种好的牛痘。当体检显示一只动物的牛痘已经成功建立，而且在其腹部上分布着点状的牛痘，该动物就会被再次带回到手术室，捆绑后移除淋巴。

随后会对收集到的淋巴进行纯度的检测,以判断其感染机体的可能性。如果确定其质量过关,就会与其他合适的成分混合,其中包括作为防腐剂的甘油,然后被一同装入小管中,或者是通过浸渍转移到锋利的骨头或象牙尖。

当小牛结束了作为增殖淋巴中介的职能之后,就会被散养一段时间,当它完全恢复之后,会再一次进入市场。小牛提供的材料会持续不断地被收集,而且整个处理过程都在联邦监察员和拥有政府执照人员的监管之下进行。

天花疫苗是一种减活病毒。狂犬病疫苗与其有些相同的特点,它可以用于预防狂犬病。在被疯狂的动物咬伤,狂犬病病毒进入繁殖期之前,用药就能够在体内建立免疫机制。病毒的生产来源于兔子的接种,在制备疫苗的过程中,病毒感染了一只又一只的兔子之后,其毒性会逐渐减弱,进而无法感染人类。被感染的兔子脊椎被晾干后用甘油进行保存。应用疫苗的时候,将保存的兔子的脊髓用普通的无菌盐溶液溶解,然后注射到伤者腹腔的皮下组织。这就是所谓的巴斯得狂犬病预防接种法(the Pasteur treatment),这位伟大的发明家是这一疗法的鼻祖,这一完整的过程都是由他通过实验而得来的。

近几年来,自体疫苗或者细菌疫苗变得越来越出名,二者是死细菌的混悬盐溶液,被保存在抑菌剂(石炭酸等)当中。在寻求治疗的病人中,感染该特定菌株的病人的治疗效果是最明显的。例如,有慢性病症的患者同时伴有致病菌,那么就可以取一点患者的活体组织进行培养,在合适的培养环境中能够培养出数十亿的细菌。经过一段时间的培养后,会进行一次细菌计数,然后把细菌浸泡在热水中将其杀灭,再与比例合适的盐溶液进行混合。这些溶液经过调试,医师可以通过自己的判断决定注射五、十、五十或任意剂量的药物。这样的疫苗会成批生产使用,而这其中最具有代表性且价格最高的是伤寒疫苗。该疫苗的作用有多大，我想可以看看当年圣地亚哥战役（the Santiago campaign）中归来的将士有着怎样的痛苦，而在伤寒疫苗广泛运用的世界大战中几乎没有伤寒困扰部队，就可以得出结论了。

治疗花粉症的所谓血清治疗，并不是真正的血清治疗，严格来说也不是一种疫苗注射。理论上来说，该治疗包括对某种植物花粉的预防和免疫，但是这些药物并不包含减活或者灭活的微生物，而这是真正疫苗的特点。花粉症主要是由毒白蛋白（toxalbumins）对眼部或鼻腔通道上黏膜的刺激作用造成的。这些毒白蛋白包含氮元素，很有可能与蛋白质相似。它们存在于很多植物的花粉当中，每到开花的时节，一旦这些花粉进入空气，对这类物质过敏的人就会遭受花粉症的困扰。有些人可能对松树的花粉过敏，另一些人可能对玫瑰花的花粉过敏，还有一些人可能对多种草、秋麒麟（goldenrod）和豚草（ragweed）过敏。

免疫治疗所注射的药物一般都包含花粉提取物，浓度也会逐渐升高。所用的植物都是在花蕾完全盛开之前，花苞刚开始绽放的时候，让花粉掉落在干净的纸张或布上。等其干燥后，用球磨机破坏细胞膜，再使其溶于一定比例的盐溶液，后者可以溶解蛋白质，而后进行浓缩纯化。其有效的活性物质就溶于无菌盐溶液中，以备使用。

真正的血清或者抗毒素和疫苗在特点和作用上是完全不同的。制作的时候要用到动物，但是得到的产品中并不包含减活有机物，也不包含悬浮的死细菌。

在合适环境中生长的特定致病菌，如白喉或破伤风的杆菌，会分泌有毒物质，被称为毒素（toxins）。如果细菌在人体的血液中繁殖，产生的毒素会导致机体各系统产生不同的症状，这就是所谓的疾病。所以白喉杆菌和破伤风杆菌的毒素就是这些致命疾病的原因。

大自然对这种情况也备有预案，当机体被致病菌入侵之后，就会产生抗毒素来应对，或者有可能会消灭入侵身体细菌产生的毒素。

如果患者体魄强健并且对药物反应良好,抗毒素最终会取得胜利,机体也会慢慢恢复健康。然而,大部分情况下,对于白喉和破伤风,致病菌产生的毒素的毒性强于机体产生的抗毒素,最终导致了悲剧的发生。所以,如果在疾病一开始就可以为机体提供外界的抗毒素,痊愈的几率则会大大增加。综上所述,这才是血清治疗的理论,经验也表明了该理论有坚实的基础。

抗毒素的实际应用是由德国细菌学家开展的。贝林博士(Dr. Behring,德国医生和细菌学家)在1894年将这一概念引入医学界。现在被广泛运用于白喉治疗当中,自此以后,白喉的死亡率大幅度下降,如果在疾病的早期得到诊断,就可以在很大程度上缩短生病的过程,若能立即使用抗毒素,则可以大幅度降低疾病伴随的风险。

白喉抗毒素的生产过程可能是整个医疗行业生产中最有意思的过程。首先,选用年幼的马作为病毒增殖的媒介,主要是因为它们比较安静,且常选用壮实的矮脚马品种。在将马作为媒介之前,会对其先密切观察一段时间,在兽医给予健康的诊断之后,马才会被带到马厩进行饲养。首先,认真清洗、妥善喂养它们,同时密切关注它们的健康状况,以防有任何疾病发生。这些马厩的环境就如同前面所提到的提供给奶牛的饲养环境一样,充满了阳光和清新空气,并且有良好的排污系统。

在流程最初,先将纯的白喉杆菌植入无菌肉汤的大型烧瓶当中。烧瓶放置在孵箱中,温度调整到与人体大致相同,肉汤就是杆菌生长的土壤。这里,杆菌会大量繁殖并且分泌大量具有剧毒的毒素,排到液体中。当肉汤中充满了毒素之后,为了达到祛除所有细菌的目的,肉汤先后用纸张和素陶滤菌器进行过滤。通过在豚鼠身上进行试验,来检验细菌的毒素的强度,没有细菌的毒素就可以准备注射入马体内。

最初毒素的注射剂量必须非常小,要密切关注动物的生理反应。

通常体温会升高一到两天，可能还会有一些其他不适的表现。一旦恢复正常，注射剂量会慢慢升高，直到最终注射一品脱的剂量时，马都没有明显反应。此时就可以确定这匹马已经对毒素产生了免疫，它就可以为抗毒素的生产工厂提供源源不断的血清了。

为了抽取血液，将一种无菌插管插入马匹的颈动脉。血液通过大试管收集，用无菌棉花封口并放到一旁等待凝块分离，通常一次会收集一夸脱[1]或更多的血液。血液中含有许多小体成分，分散在生物学上所谓的血清当中。静置的时候，这些小体会逐渐聚拢，或者说是成为凝块。它们分散在深红色物质当中，并从白黄色的血清中挤出透明液体。

当凝块和血清分离完毕，前者被放入一个无菌烧瓶中，加入防腐剂，一般是一种名为甲酚的稀溶液，它和石炭酸很相似。之后将血清过滤并冷藏，待后续使用。

在装入密封的玻璃试管之前，需要对血清进行检测，来确定其含有多少"单位"的抗毒素。一个单位的抗毒素，可以让一只不到一斤重的豚鼠在一百个致死剂量注射进入体内之后存活五天。一个致死剂量就是可以在第五天杀死一只不到一斤豚鼠的毒素剂量。

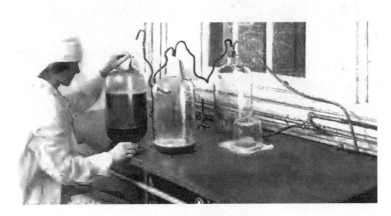

图 69　分离血液中的血清

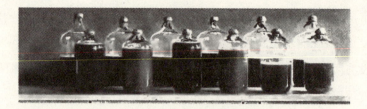

图 70　瓶装的抗毒血清

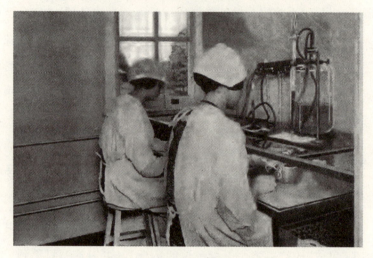

图 71　注射器抽吸抗毒素血清

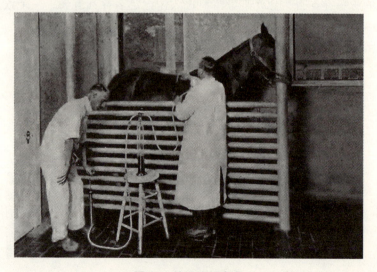

图 72　给马注射毒素

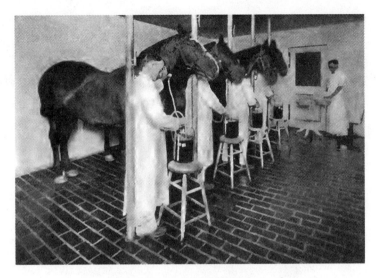

图 73　引流抗病毒血液

抗毒素血清的制作。

　　在制作方法上,治疗其他疾病所需的抗毒素与制作白喉血清相似。破伤风抗毒素或者说破伤风血清是生产的第一个抗毒素血清,但是它并没有像白喉血清那样得到广泛的运用。破伤风主要是因为伤口接触了泥土或生长在泥土中的物质,或者不干净的指甲还有碎片。通常,破伤风在症状出现之前很难被注意到,其毒素产生的很慢,但是非常有效,当不幸的感染者发现自己被感染的时候,往往已经为时过晚,这时候再注射抗毒素已经没有太大的作用了。由此,破伤风的血清治疗一直不如白喉的血清治疗成功。如果伤口暴露在泥土等因素中之后立刻注射破伤风血清,就可以避免感染的危险,但是,患者肯定没有办法确认自己是否真的感染了破伤风杆菌。现在执行的方法基本就是,无论面对怎样的意外,只要有感染破伤风杆菌的可能性,都要在第一时间注射破伤风抗毒素。

　　在某些方面,抗毒素也用在治疗伤寒症、肺炎、肺结核等疾病上。而且,抗毒素的治疗原则也被用来消除毒蛇所产生的毒液,现在也有相当规模的抗毒血清在商品化生产。响尾蛇、眼镜蛇还有其他一些爬行动物的毒液,其功效与白喉和破伤风毒素有些相似,都是含氮物质的化合物。所以,制备血清的时候,同样需要先使用小剂量注射到马匹的体内,等动物的反应消失之后再注射更大的剂量,等到马已经对爬行动物的毒液产生免疫了,这时就可以抽取血液收集血清了,其制备方法与抗毒素一模一样。

疫苗和抗毒素的成功生产,需要制造商聘请非常专业的人士,其最大的任务就是要保证质量。由于每年的生产花费巨大,因此只有那些财力雄厚的公司才能够承担这样的开销。而疫苗和血清的使用是有时限的,如果在过期之前还没卖掉,只能处理掉再重新生产新的产品来替代,而这些损失也只能由商家自己承担。

近期的立法使整个行业都处于国家公共卫生局的监管下,任何想要生产这类产品的公司,必须满足政府的一系列要求。而后才能在联邦颁发的执照下进行生产,并且所有设备都必须进行定期检查。

抗毒素的故事与电力的故事,在某些方面有相似之处。我们熟知电力的效果,我们也可以控制并利用它做很多事,但是我们不知道电到底是什么。与之相类似的是,我们知道抗毒素能做什么,但是我们不知道抗毒素具体是什么。那么,未来的研究任务会考虑分离并确定这些物质的具体化学成分,当搞清楚这些之后,我们就可以知道能否在化学实验室中合成这类物质。如果可以研究清楚,那么这些无生命的工具和试剂,一定会取代现在用动物血液帮助人类的方法,消除白喉和破伤风的物质可能就像碱中和腐蚀性的酸那样简单。将抗毒素作为常备药物是我们努力的目标,我相信在不久的将来,会有人因为用纯化学的方法合成抗毒素而留名青史。

注释:

[1] 夸脱:英制容积单位,1夸脱合1.1365升。

第九章　维生素:药物的精神世界

　　当威利博士(Dr. Wiley)还是早餐桌上的独裁者[1]时,卡路里还是国家餐饮的单位计算基础。微量能量因素是否可以区分合理膳食与缺陷饮食这个问题,营养学一直争论不休。对于那些提供高热量谷物、坚果以及含有大量碳水化合物、蛋白和脂肪食物等食品的公司而言,这样的争论是非常值得开心的;而新鲜水果还有蔬菜为人们所接受,只是因为它们能提供更好的低热量的饮食,并不是因为它们含有大量的营养物质。

　　在卡路里统治的时期,由产生的热量来评价食物,这被认为是评价食品最好的标准。非科学人员不管这一点,大部分科学协会也不再关注这一点,但是有时候会有这样的疑问:食物产生的热量和营养与其构建身体组织的能力是否为同一回事。有一名专家做了相关的调查,并观察了它们对于身体的健康和生长的作用,认为卡路里平时得到的赞誉与其本身的价值是不对等的。

　　那么卡路里是什么? 它一直是食品专家最喜欢的一个名词,并持续了很长时间,而且政府首脑在争辩关于社会福利问题的时候也喜欢运用这个词汇,其热度可能仅次于单调的上班问题和社会犯罪问题。卡路里是一种衡量热能量的单位,就像用米来衡量长度,用千克来衡量重量一样。它本身是不可变的,但是其衡量的东西是可变的。首先,它被用来衡量煤炭的燃料价值,当物理学家需要发布计算热能量的单位的时候,他们将所有手法都归纳为一个度量系统,认为这个单位应该是卡路里,也就是一克水升高一摄氏度所需要的热量。由于同样的商品质量会有很大的不同,因此煤炭贸易及其他燃料行业,都主要用卡路里来衡量产品的质量,同时也衡量其作为燃料的价值。

上文的描述主要是所谓的"小卡路里"的定义,而我们在衡量食物价值的时候,经常会使用"大卡路里",也就是小卡路里的一千倍,或者说是一千克水提升一摄氏度所需要的热量。

当然,这个计算过程也就默认了用卡路里表现的热量,与身体可以从一定量食物中摄入的能量是一样的。食物的价值,热量价值,或者有时候人们所说的燃烧的热量,可以通过热量计的实验获得,抑或可以基于不同实验的各种因素计算,从而得出脂肪、碳水化合物和蛋白质的平均价值。根据这些因素,每一克脂肪的热量大约有十卡路里,碳水化合物和蛋白质大约有五卡路里。换算成磅则为每一磅脂肪有四千二百多卡路里,而碳水化合物和蛋白质有一千八百多卡路里。

通过热量计估算燃烧量是一个很严格的过程。其设备主要包括一个用来放置样品的圆柱形炸弹状容器,外边镀有金边或白金边,可以在压力下保留氧气。炸弹状容器沉浸在注水的金属圆柱当中,也就是在另一个同轴圆柱中包含有空气和水。为了计算释放的热量,使用了一个可以计算到一百摄氏度的精细温度计,悬浮在炸弹状容器周围的水中。当一切准备就绪,一股电流通过电线进入容器内部,前面的设计会用一个小火花点燃样品,在含氧的环境下完全燃烧样品中的所有可燃烧物。升高的温度由温度计记录,根据数据就可以计算出食物的热量。

所以说，当食品科技已经发展到需要研究食品价值的时候，也可以认为，在判断食物在我们体内进行所谓的燃烧时产生的热量，与评价西弗吉尼亚州的煤炭品质是否优于宾夕法尼亚州的煤炭所采用的标准是相同的。

在过去的一段时间里，科学的每个分支都变得非常专业化，以至于要求该领域的每一位工作者都要百分之一百地投入到相关的研究当中，而且每个领域内的科研工作者的数量要比上个世纪整个科学界的人数还要多。食品科技的研究人员非常多，而且他们对待研究也十分认真。约翰霍普金斯大学（Johns Hopinks）的麦卡伦姆（McCollum）以及耶鲁大学的奥斯本（Osborne）和孟德尔（Mendel）惊奇的发现，有着大概相同的卡路里以及碳水化合物、脂肪和蛋白的食物，在提供营养和保持健康上有着很大的不同。有些粮食是根据卡路里的估量，在为组织生长和发育提供营养。卡路里主导的地位受到了挑战，一个神秘并且微妙的东西也在发挥着确切的作用，但是它的存在是肯定的。在未来几年中，其注定会在整个食品界产生强力的影响力，同时对可怕的疾病，如粗皮病、脚气病还有坏血病的治疗有深远的影响。

1897 年，埃克曼（Eykman）发现用精白米喂养的鸡易患有神经炎，而将在精米制作过程中剥去的稻米外壳一并投喂患神经炎的鸡时则可以减轻其炎症症状。十年之后，菲律宾的弗雷泽（Fraser）和斯坦顿（Stanton）使用酒精溶剂泡制的去壳稻米实验证明可以治愈因缺乏食用稻米外壳所患的神经炎。

卡西米尔·冯克（Casimir Funk）是第一个察觉到营养不良疾病是由于身体缺乏某种元素的人，他的论点包括疾病是由外部因素侵入机体系统引起的，但是这种情况是因为缺少某种重要的东西。与大部分病理表现相反，营养不良并不是由外界因素，如细菌、寄生虫或者接触传染物造成的，而是机体缺乏保持健康工作状态所需的一些必要元素。他运用去壳稻米和酵母进行实验，发现二者均能在鸟类的神经炎和人的脚气病上有显著疗效。在 1911 年，他命名这类物质为"维生素"。

维生素实际上是在寻找脚气病病因的过程中发现的，这个隐匿的疾病在远古的东方国家被看作是上天的一种惩罚。该疾病存在多种表现形式，虽然还没有完全分类，但很显然它们是同一种疾病。主要是由一种所谓的多神经炎造成的神经系统混乱，还有下肢肿胀以及心脏问题。其他的一些形式还包含坏血病，这也是另一个神秘的疾病。脚气病会对神经系统造成比较严重的损伤，即便患者最后康复了，也会有部分肢体麻痹。有时疾病会严重到在几天之内致命。当然，也可能会发展成为一个慢性疾病。

脚气病在以吃米饭为主的人中比较普遍，这直接吸引了西方研究者的注意力，将问题解决的角度转变了一下，尤其是美国在西班牙战争之后更多地介入了东方事务。该疾病的出现，是因为食用了去壳的稻米，虽然具体原因不明，但是人们很快就发现，食用不去壳的稻米就没有脚气病。此发现在解决问题的方向上迈出了一大步，也足以提醒当时在菲律宾征战的军队，在分配食物的时候，要搭配一半不去壳的稻米。

关于这一点，我们也需要解释一下稻米是如何制备的。稻米是有麦粒和外壳的谷物，在脱粒之后与小麦、黑麦还有燕麦很相似。包裹着麦粒的是一层紧密附着的表皮，也被称为果皮，颜色很暗，远古时代的人们会通过研磨的方法去皮。而去皮之后的稻米，麦粒裸露在外面，其光泽和珍珠般的颜色非常吸引眼球，使得消费者更愿意购买，而不会选择不好看的未去皮谷物。

当发现去壳和未去壳的稻米混合食用可以对抗脚气病，那么下一步就是把调查带到实验室继续进行。这里使用的实验对象是国内的家禽和鸽子，因为它们都是食草动物，进行实验的时候只需要将原本的玉米小麦，换成稻米就可以了。如果只给这些鸟类喂食去壳稻米，很快就会有典型的多神经炎症状，若不及时处理就会死亡。其出现的症状就是体重减轻，不久就会出现无力等症状。随着这些严重症状的发展，它们的肢体逐渐开始虚弱，直到无法支撑整个身体，最后阶段就是完全地失去活动能力。这时，这些患病的鸟类明显已经在死亡边缘了，若此时喂食未去皮稻米或者果皮的提取物，它们就会像被施了魔法一样复苏，短时间内就会明显恢复并能够开始行走，到第二天就可以再次站上栖木，就像没有生过病一样。

通过一次又一次重复的实验，证明了这个美好的现象，不是偶尔才会发生，而是一直存在的。因此，人们想要单独分离出有效活性物质的欲望就会变得更加强烈。激动的研究者纷纷涌入这一领域，这一活动也广泛地传播开来。当卡西米尔·冯克首先将其命名为"维生素"并证明酵母也和未去皮的稻米有一样的功效之后，赛德尔(Seidell)也开始进行一系列的研究，希望可以以相对较纯的形式得到这个有趣的物质。之前所有尝试提取维生素的实验方法，都只能在大量的样品中提取少量的维生素，主要是因为在提取过程中破坏了大部分维生素。

赛德尔使用酿酒用的酵母作为他的实验基础，这种来自酿酒厂的酵母，已经在三十八摄氏度下培养了两天，变成了一种浓汤，或者用化学专业术语来说，已经发生了自溶。这一液体能滤过出一种深红棕色的、相对透明的液体，后者含有大量维生素，也很容易保证质量。如果鸽子保持去壳稻米饮食三周，并且没有给予酵母滤液，会在五天之内开始有体重下降的症状，在三周之内死于典型的多神经炎麻痹。但是如果给予完全麻痹的鸽子十五滴酵母滤液，一小时之内就会缓解麻痹的症状，十二小时之内所有的鸽子都会恢复到正常状态。

赛德尔意识到，尽管这种酵母液体充满维生素，但是与其他含维生素的物质相比，在作为药物治疗营养不良的疾病的时候，效果还是不够理想。他准备寻找一种可以浓缩这种神秘物质的方法，并且最终找到了一个很独特的方法，不仅可以得到活性高的维生素，而且还可以稳定地保存它。他的方法很简单，主要是建立在之前约翰·尤里·罗伊德(John Uri Lloyd)宣布的一些观察结果之上。后者是医疗药学界令人尊敬的元老，有很多重要且实用性强的发现，其中之一就是发现了一种特别的黏土，具有从混合化合物中吸附生物碱的特性。从大量混合物中分离这种黏土之后，就可以得到生物碱，并且保持相当高的纯度。我们在前面章节已经做过介绍了，生物碱是一类包含碳、氢、氮还有氧的有机化合物。氮存在于每一种生物碱中，这类代表物质有奎宁、吗啡和番木鳖碱。

赛德尔从中得到启示，认为维生素可能也是一种含氮物质，并且可能会与罗伊德教授发现的黏土发生反应，就像生物碱一样。于是他检验了自己的猜想，并且发现，在有黏土的酵母滤液中持续搅拌，可以从溶液中分离出全部的维生素，还可以得到比酵母提取液的效果强四倍的产品。

该物质也都通过了鸽子的预防和治疗实验，而且与酵母提取液的结果相一致。研究发现，仅需二十分之一克的提取物就可以完全有效地治疗麻痹的鸽子。而持续一个多月的预防性试验还发现，这二十分之一克的提取物还可以使一只吃去壳稻米的鸽子，在一个多月内保持健康。

如此一来，这个固体物质作为药物，治疗营养不良疾病的价值会变得十分明显。它的出现是维生素史上最辉煌的时刻。作为一个易于合成的稳定物质，它可以被做成胶囊或者药片的形式，从而作为一种可以提供生命所必需的高度浓缩物质，也让医师们可以以任何计量使用。实际上，它无味且不难下咽，也可以在贫血孩子的日常饮食当中使用。对于美国南部的贫穷人民，它的使用对于预防和治疗当地流行的糙皮病有着不可估量的价值。它的效能可以通过实验测定，并且在疾病的任何阶段，该物质都为机体补充维生素提供了最可靠的方法。随后赛德尔申请了专利，并向全社会公开了这个发现。

从酵母和稻米外壳中得到的物质，仅仅是维生素中的一种，也被称为"水溶物质 B(water soluble B)"。该家族中还有另外两种公认的物质："脂溶物质 A(fat soluble A)"和"水溶物质 C(water soluble C)"。

当前所检测过的物质当中，酿酒酵母是公认的含维生素量最高的物质。对水溶物质 B 的研究较其他维生素更多，并且发现它并不是一种物质，而是至少含有两种不同效果的物质，能够用于治疗多发性神经炎与保持身体的健康。

令人惊讶的是，酿酒产业在保持其国内经济地位的活动中并未将啤酒中含有维生素这一点作为一个主要的论点。他们尝试过证明啤酒有食物的价值，但是他们并没有考虑到那些敌视含有酒精饮料的人的看法。为什么没有把啤酒当成一个可以提供营养的物质，在立法过程中强调这一点，我们不得而知。酿酒商们本来可以尝试一次的，但他们却失去了这个大好的机会。

水溶物质 B，这种维生素存在于菠菜、卷心菜、土豆、胡萝卜、萝卜、甜菜、洋葱和西红柿中，也存在于橙汁、柠檬汁还有葡萄柚汁中。这些食物在合理膳食中的地位愈发重要。而对其不含卡路里的认知已经变得不值一提，它们在普通食谱中的地位与那些高蛋白、高脂肪和高碳水化合物的食物一样重要。

新鲜的水果、绿色蔬菜及新鲜的牛奶，都包含了另一种水溶性维生素。这类物质可以对抗可怕的坏血病，这种可以缓解坏血病的物质统称为"抗坏血病剂"。所以，水溶物质 C 是一种抗坏血病剂维生素。坏血病通常和老航海时代相联系，当时捕鲸船要在海上航行很久,而探险者要在北极圈游荡数月或数年。大概一个世纪之前,喝橙汁的船员中很少出现坏血病,这一现象引起人们的注意。随后英国海军就要求将酸橙汁作为水手们口粮的一部分,自1795年以后,水手当中就很少出现大范围坏血病流行的情况了。当然,认为坏血病仅会发生在海上就错了,它也会在从来没有出过海或者在内陆工作的人们身上发生。曾经在陆地作战的部队身上就爆发过坏血病,同时婴幼儿患坏血病的情况也十分常见,因为只给婴幼儿喂食巴氏消毒的牛奶,会使其缺乏足量的具有抗坏血病功能的维生素,而巴氏消毒牛奶中的维生素在加热时会遭到破坏。

水溶物质C很容易遭到破坏,所以,当大部分新鲜的蔬菜经烹饪之后,其中抗坏血病剂的效果就会丧失。我们现代生活中,频繁地使用蔬菜罐头和水果罐头也使我们意识到了这一点。幸运的是,人们还会买一些麦片、肉、黄油、新鲜蔬菜、生牛奶还有新鲜的水果。这样的话,他们会得到足够的维生素营养,也有足够的热量来抵抗疲劳,使其可以正常的完成日常工作。

饮食范围有限或者没有任何饮食范围的人,都可能缺乏维生素,损害健康。例如,在贫穷的家庭和监护人对婴幼儿饮食有误解的家庭中流行婴幼儿期的坏血病和佝偻病。前者饮食范围有限,而后者对于所有婴幼儿饮食进行消毒的做法是非常愚蠢的,大部分的营养都会因此而流失。

也许在美国因营养不良造成的最流行的疾病就是糙皮病,一种与南部诸州和密西西比河东部的贫穷人口相关的疾病。糙皮病无疑与饮食缺乏有关,它首先在欧洲被发现,然后才在美国被发现,毫无疑问它已经存在很长时间了。不卫生和不健康的生活条件,以及单调的饮食,缺乏新鲜肉类、牛奶、鸡蛋、新鲜蔬菜和水果,都是促使人们发病的原因。首先出现的是皮肤干燥、粗糙及斑点,因此才称此病为糙皮病。随后胃肠受到影响,导致消化不良和腹泻,口腔的不适也随之出现,开始有牙龈出血的症状。一段时间之后整个神经系统会受到影响,大脑的活动受损,像得了圣维斯特舞蹈病(St. Vitus's dance)那样全身颤抖,精神上也会变得不稳定。

在糙皮病多发地区的公共卫生调查(the Public Health Service)研究中显示,这片人口的饮食在很长一段时间中,饮食中所含的维生素大体上都有所减少。情况最糟的是大萧条时期,尤其是棉花生长不好或没有利益的时候。大部分受影响的人都没有远见,只想着今朝有酒今朝醉,无论是自己还是他人,当他们无法得到南方的主食,没有购买新鲜肉类、蔬菜、牛奶、鸡蛋和水果的资金时,他们就会靠去壳燕麦为食,其缺少含有维生素的果皮和萌芽。并且他们很少使用酵母进行发酵,而是使用苏打,用苏打发酵不光会缺少维生素,还有可能破坏谷物中存在的大部分营养。

在北方,饮食中含有丰富的卷心菜、白菜、甜菜、豌豆等食物,这一特点与南方的小农场有所不同,那里就只有谷物和棉花,偶尔可能会有一头牛、几头猪以及一小群鸡就算是物质丰富的时候了。当生活的成本提高,而棉花作物收成不好的时候,牛和猪就会被卖掉,鸡蛋也要拿到市场去卖,若出现在家庭餐桌上就显得很奢侈,最后主要的食物就是谷物面包和土豆。黄油,作为维生素(脂溶物质 A)的载体,我们稍后会讨论到,即便是在物质丰富的时候也很少能在餐桌上尝到。若是阻止抑郁的居民偷窃水果,那么除了在短季采摘的野生浆果,新鲜水果和西瓜等很少会出现在餐桌上。蜜桃通常都是在采摘之后卖到了城市或罐头厂。农忙的时候,缺少混合饮食的影响会在这些人当中大量出现;而当困难时期到来时,仅有的一些多样性的饮食就会被单调的食品所替代,身体从而缺乏维持其正常运转并保持健康的物质,等春天到来的时候,社区中会出现很多糙皮病的患者。

任何熟悉美国南方城市情况的人,都会在 1920 年秋季预测到次年春季会出现糙皮病的大范围爆发,最迟也会在夏季初爆发。南方在那年遭受了自停战以来最严重的经济打击,就像那一年美国的其他地区一样。1920年的棉花作物基本没有采摘,因为社区收购棉花的价格实在是太低了,以至于在支付了采摘工人的报酬之后就没有任何利润了,这也就意味着采摘工人也没有任何收入来源。深秋时节,很多农场都处于负债状态,大部分贫困人口都将面临贫困和难熬的冬季。在战时,丰厚的薪水使当时的人们能够有能力维持较高的营养水平,而在这虚假繁荣的物资条件下滋养的人们确实能够抵抗冬季物资匮乏所带来的影响,但是到了次年春季,身体稍差的人就开始撑不住了,随着夏季的到来疾病也会完全爆发。

近几年以来,糙皮病已经对全国人民的健康造成威胁,需要公共卫生局来进行协助对抗。如果患者能有合理的饮食习惯,那么疾病将会得到很好的控制,但是这种做法很困难,除了医院聚集的社区外,在边远地区想用通过改善饮食的方法来控制病情几乎是不可能的。

外界对南方普通"穷白人"和"穷黑人"的心理学状况知之甚少,这些穷人自身的心理学知识又不足以使其更深地认识到合理饮食对治疗疾病的重要性,况且他们也不知道该准备哪些相应的食物。建议人们吃什么以及怎么吃是一件很好的事,但是正如我们在前面章节中分析过的,即便是那些接受过高等教育的精英们,也不能在五十年内都成为合格的膳食家,所以想要通过这个方法开导那些受教育程度更低的人是十分愚蠢的。除此之外,如果这些人根本没有能力购买合适的食品,那么想从饮食上改变他们的健康状况是更加不可能的。

毫无疑问,赛德尔的药片对于营养不良的人来说确实是一味良药,但是为什么会被认为是解决糙皮病状况的副产品,这就很难彻底了解了。从糙皮病地区所得到的独特观点来看,将富含维生素的药物与食物组合成复合型的饮食是最可行的办法。[2]

让我们来看一下还没有具体讨论的第三种维生素——脂溶物质A。它存在于鲜牛奶、黄油、动物脂肪、新鲜绿叶和绿草当中。在婴幼儿时期缺乏脂溶物质A会导致佝偻病。尽管动物脂肪也有脂溶物质A,但该维生素的主要来源还是蔬菜,不同品种的肉制品中也含有不等量的脂溶物质A。干苜蓿(dried alfalfa)、三叶草(clover)、梯牧草(timothy grass)、菠菜(spinach)以及西红柿当中都含有丰富的维生素A,黄玉米、胡萝卜还有甜土豆中也有大量的维生素A。牛奶和黄油中维生素A的含量其实并不多,但是如果给奶牛喂食大量高质量的绿草以及含有苜蓿的饲料,并且在冬天给它吃梯牧草或苜蓿干草,之后产出的鲜牛奶就会含有大量的维生素A。

鱼肝油广泛的知名度还要归功于其丰富的维生素A。无论是纯的鱼肝油,还是多种混合的鱼肝油,都是几十年来一直流行的药物,除此之外,其中还有斯科特乳液(Scott's Emulsion),这是一种广为人知的家庭药品。

鱼肝油被认为是一种很有价值的营养剂,一直以来,它都比其他鱼油更受欢迎,这引起了研究人员的高度兴趣。对此已有大量的研究,而得到的结果说明有一百多种物质在其中发挥作用。包括碘、磷、含氮物、生物碱以及很多其他的物质,这些物质让鱼肝油的化学成分变得很复杂。很大一部分原因是,市场上有很多种不同标准的鱼肝油。其中一组科学家研究的是这种标准的鱼肝油,而另一组研究的是完全不同标准的鱼肝油,而所有的科学家所得到的结果,都是关于鱼肝油的,但是之前并没有弄清楚他们研究的鱼肝油到底是哪一种或者纯度是多少。

市场上主要有两种不同的鱼肝油,要理解它们的不同,也就需要我们描述一下水产捕捞业是如何获得鱼肝油的。鳕鱼收集之后要先进行清洗,然后取出鱼的肝脏,单独保存在木桶中,可能也会直接送到精榨机，又或者保存一段时间，待收集到一定数量后再送到工厂进行统一加工。后者也要经过压榨，得到一种高质量的透明的白黄色鱼油，这种油将用来制作高质量的鱼肝油，或者制成胶囊服用，抑或是直接给患者服用。没有直接处理的肝组织很快就开始腐败变质，其中的含氮化合物会分解成更简单的物质，其中之一就是胺类。它们会溶解于油质当中，当把这些油质回收之后则会形成棕黑色的、极度难闻且难以下咽的油质。这种油并不会直接被制成药物，而会用在很多所谓的知名度很高的鱼肝油提取物当中。有时有些部分腐烂的鱼肝，其产生的全部鱼油均会用来制成这类产品，但是最终的结果和目的是完全一样的。

了解了这个情况，就不会奇怪为什么在鱼肝油的化学组成和治疗效果上会有这么大的困惑或差异。除了深层次研究药物化学的少部分科学家之外，整个科学界对于这一点都是陌生的。新鲜鱼肝压榨所得的纯鱼肝油是一种易于被人体吸收的脂肪，其中含有丰富的维生素。它之所以易于被人体吸收主要是因为其在肠道中易分解，而肠道恰好是吸收脂肪的主要部位，分解后的鱼肝油能够提供大量的能量物质，这也可以促使缺少脂肪组织的人群增加体重。用深色鱼油所制成的特殊混合物中，鱼肝本身只含有很少的鱼油或者根本不含鱼油，而含氮物质到底在多大程度上利于人吸收还从未被论证过。它们可能含有纯鱼油的所有维生素，但是这也是一种猜想而已。

推断鱼肝油中维生素 A 的来源是一个很有意思问题。很明显，维生素主要在蔬菜的生长过程中进行合成，而它们在动物体内的含量主要取决于动物的饮食结构。实际上，有一段时间，有科学家提出脂肪或者脂溶性维生素是否是合理膳食中所必需的。奥斯本和孟德尔在老鼠当中实施了几乎不含任何真正脂肪的饮食，只使用含有大量维生素 A 的干苜蓿，还有酵母、淀粉、肉渣和盐来平衡膳食。实验对象在这种饮食下生活得很好，因此他们观察到："如果脂肪是正常生长所需要的,那所需要的量一定是非常小的。"但是这对于老虎或人这种平常非食草的动物到底有多适用,还是一个很有价值的研究。但是,回到鳕鱼这个话题,我们必须要改变我们总体上对于鱼类饮食结构的认知,它们可能并不是海底虾米的贪婪的收割者,而只是一种平静的海洋食草动物。

维生素的研究,实际上主要是建立了它们在食品经济和营养学中的地位,这比它们在治疗中的重要性更有价值。对于它们在个体中的重要作用的知识表明,合理的膳食是健康和成长所必需的。饮食中应该包括水、金属盐、脂肪、碳水化合物、蛋白质以及维生素。在处理糙皮病的时候,已经将重点放在了通过食物补给和平衡膳食来缓解病情上,而药物则是用来处理急症和有症状的情况。但是很少有人关注维生素治疗的可能性以及赛德尔的药物。随着时间的推移,这种物质很有可能会逐渐占据主流,并且得到其应有的认可。威利博士在他的一个专访中简洁地总结过他自己的营养化学概念:[3]"在过去的二十五年里,营养化学有了革命性的变化。之前的营养学完全是经验主义学科,但是现在却是一门非常严谨的学科。随着作为人体基本构成物质的氨基酸的发现和认定,这一革命性变化变得越来越突出。同样重要的还有维生素的发现和部分性质的鉴定。绝对纯净的食物,比如纯净的糖、纯净的淀粉、纯净的蛋白质、纯净的脂肪,还有纯净的金属元素,并不能完全组成身体所需的营养。还必须包括一种非常重要的物质,那就是维生素。如果我可以将人体比喻成一辆汽车,食物就算是他的汽油,而维生素就是火花塞。需要二者同时存在才能让汽车工作,所以说人或其他动物的组织正常运转需要食物和维生素。"

让我们现在回到以热量价值为主体的营养构架中,这里我们会引用爱默生(Emerson)的成果,他在研究之后得出结论:每个个体需要摄入一定的热量来使自身的体重保持在一个正常的范围之内。

"正常"一般就是个体感觉最好的体重。如果体重过低,他会摄入两千到四千卡路里的热量来保持正常的工作,不仅如此,还要建立在足够休息的基础之上。如果体重过高,将摄入的热量降到一千六百到一千二百卡路里则会降低他的体重。当一名成人体重正常时,需要摄入大概一千八百到两千四百卡路里来保持体重。

爱默生计算了能从全部普通食物中得到的热量。他发现获取一百卡路里的途径包括:一个羊排、四条沙丁鱼、一块黄油、四汤匙煮熟的菠菜、四个普通的西红柿、一个苹果。甚至可以从五盎司牛奶或者一盎司奶油中获得一百卡路里。

维生素普遍存在于大部分多种多样的饮食中,一般来讲,人体是不会发生营养不良的情况的。但是如果膳食中缺乏维生素,那么再怎么保持卡路里也无法保持身体的健康状态。

罗瑟诺(Rosenau)[4]发现牛奶中富含三种维生素:"牛奶通常含有丰富的脂溶物质 A,以及大量的水溶物质 B,还有足够的抗坏血病维生素。所以说,它可以抵御所有已知的缺陷疾病。我们已经知道,温度对于维生素的作用因其发生的反应或其他因素的不同而不同,大部分维生素在生物碱中更容易受到影响,而在酸性环境中则会好一些。幸运的是,大部分食物都是酸性的。牛奶在离开乳房之后就是酸性的。就抗坏血病维生素的热效应而言,比起食物的加工温度,其加热的过程更为重要。无论是干燥、装罐还是长期放置,奶粉均可以保留几乎全部的抗坏血病特性,但是只要接触了空气,这一特性就被破坏了。灌装的牛奶和奶粉含有大部分原始状态的脂溶性维生素 A 和水溶性维生素 B。在这些成分中只有抗坏血病维生素受到了影响。"

到现在为止,我们还不是很清楚维生素的具体结构,我们可以确定的是它们是独立的物质,但是却从来没有人能分离出完全纯正状态的维生素。经过对水溶物质 B 的研究,赛德尔和威廉姆斯

(Williams)认为其一定属于一系列有机物,而且在组成上很有可能非常复杂。赛德尔成功分离出来一种维生素化合物,完全具备维生素的活性特点。当他尝试分离出维生素以便于进一步研究其纯净状态的时候,他发现有一种没有活性的物质会一直伴随维生素,直到最终的分离步骤。它就像是帘子后面的灵魂,你可以看到它的影响,并且会惊讶于它的神奇作用,它就像维生素的老朋友一样熟知维生素,自信地参与整个过程并且发挥作用,但是当你掀开帘子的时候,却发现它早已不知所终。

但是,我们对于这些物质已经有了足够的了解,至少可以控制它们,并且根据我们的意愿决定它们的影响。未来,它们还会以某种形式对抗营养不良疾病、脚气病、坏血病和糙皮病。它们会被浓缩到相对小的剂量,但是却可以发挥巨大的作用。它们能在那些饮食不合理或者营养不良的人口地区当中,很大程度地阻止营养不良的疾病的发生。与此同时,人们对维生素的欢迎,会导致市场上出现很多有问题的产品,这些产品可能含有某种维生素,但是其制备的方式很粗糙,并没有真正考虑它们的治疗能力。这些产品会被慢慢淘汰,而真正合法且含有三种维生素浓缩物的产品,最终会取代它们的位置。

这些富含维生素的产品,也会成为世界各国陆军和海军的医疗补给中不可或缺的物品,其中含有三种维生素,包装方便且随时可以使用。每当开始出现营养不良时,这些补给品就会出现在士兵的食品当中。红十字会以及其他组织,可以更加轻松地应对监狱还有难民营等情况,有很多机会可以分发具有这种特点的产品。实际上,充分保障非正常情形下的集会一直是个问题,而对于人们来说,维生素和其他药物一样重要。

浓缩形式的维生素会出现在沿海的杂货店,尤其是进行长时间航行,以及长时间无法接触城市的航行。探险家也会做好准备,除了需要考虑防护野生动物和有敌意的部落以外,还要应对可能出现的营养不良的情况,尤其是需要通过广阔的热带雨林、缺少蔬菜和动物的广袤草原、缺乏生命和能量都需要挑战的光秃山顶以及让人神经紧张的极地冰圈。

事实上,当维生素成为一种产品并且受到大众认可之后,正如它们在食品行业中一样,它们在预防和治疗疾病方面的重要性会推动医疗行业的进展。

注释:

[1] 借用美国医生、诗人奥利弗·温德尔·霍姆斯(Oliver Wendell Holmes)的著作《早餐桌上的独裁者》(the Autocrat of the Breakfast－table)。——译者注

[2] 近期未报道的研究认为,我们最好改变对糙皮病的看法。但是无论如何,大家公认为糙皮病的发生发展是由于食物供应不足所致,是否是由于缺乏维生素或其他自然界中超级维生素所致则是需要日后进行研究的问题。

[3]《药物及化工市场杂志》(Drug and Chemical Markets)第 9 期,1921 年,第 512 页。

[4]《波士顿医学和外科手术杂志》(Boston Medical and Surgical Journal) 1921 年 5 月 5 日,第 455 页。

第十章　服药还是不服药

在非专业领域，"服药（Dope）"或"药物成瘾（Dope habit）"以及"服药者（Dope user）"有着多方面的含义。这些词语经常与毒品有关，总会让人十分厌恶。实际上，对于有些人而言，词语"毒品"和"服药"有着相同的意义。

如果一种食品或饮料对消费者产生不同寻常的效果，那么我们习惯上就会说"嗑药"了；实际上，一种很多人喜欢的饮料，与普通苏打水和汽水构成不同的饮品，在有些地区就简单的命名为"Dope"。

对于大众而言，上文提到的情况与这个字联系异常紧密，这个词的使用不分场合而且十分广泛，以至于这个词本身的意义被忽略了。在起初，"Dope"一词意味着摄入黏稠、黏性的液体或者半流质液体；在战争时期，这个词语被用于在机翼上覆盖的一层膜，所以很多人都认为这是一种行话表达，但是实际上这些只是根据字典中意思的更正意义。"Dope"在词汇的行话中，是与麻醉药物有关，这个词也可以意味着使昏迷或者使兴奋。

麻药就是某种可以让人昏迷的药物，它可以直接诱导睡眠、模糊意识并且消除感觉，大剂量[1]的话会造成麻醉或者完全失去知觉。

现在,习惯性地用麻醉药物会带来不良的影响。但是并不是所有麻醉药品都具有成瘾性;有些所谓的毒品或成瘾药物,在医疗方面并没有麻醉效果。在进一步描述之前,让我们理解一下什么是"成瘾性"或"获得成瘾"。马莱特(Mallet)[2]从三个角度对其进行了简单地解释。第一,这个习惯是有损健康的;第二,它会让使用者非常依赖,以至于停止用药会让用药者产生很痛苦的反应;第三,持续地用药会让用药者对药物更加依赖。

相当一部分的药物成瘾及其不良影响实际上仅仅局限于鸦片、古柯叶以及与二者相关的产品和成瘾性生物碱。还有一些被认为有成瘾性的药物实际上并没有任何成瘾性的特点。有些确实有麻醉效果,而有一些药物的生理作用与麻醉药物完全相反。一部分煽动者甚至坚定地认为,大量使用烟草也会产生一种麻醉效果。

涉及到一些常用的药物和医疗产品,我们发现符合麻醉定义的药物主要就是从鸦片本身制成的药品,例如鸦片酊(laudanum)、止痛剂(paregoric)、止痛发汗粉(Dover's powder,又名杜佛氏散)、黑液(black drop,并不是泻药,是一种无害的肝类药物)、贝特曼胸肺药(Bateman's Pectoral Drops)、多尔比祛风剂(Dalby's Carminative)及可吸食鸦片;纯净生物碱、吗啡和可待因,以及相关盐类物质;还有海洛因,一种吗啡的人造衍生物。在麻醉药品的清单中,我们也发现了古柯叶以及它的主要生物碱——可卡因,值得注意的是,这些产品的特点主要是刺激或兴奋神经。

东莨菪碱(hyoscin)或莨菪碱(scopolamin)是一种从天仙子枝叶和莨菪根(root of scopola)所提取的强力物质,拥有麻醉药的特点。它能够引发"半麻醉"(twilight sleep)状态,用于减轻分娩时的痛苦,另外医师在治疗酒精成瘾和吗啡成瘾时,也会使用这种物质。

酒精也包括在麻醉物质的范畴之内。它的生理效果在很大程度上都被大众误解了,它并不是刺激大脑和神经的物质,其主要是起到镇静的作用。引用黑尔(Hare)[3]的话:"饮酒后思维和行为的活跃并不是因为刺激,而是神经器官的抑制和活动减弱。这种行为是因为缺乏控制力,并不是真正意义上的能量提升。至少在大脑方面,它并不会加快思维或加深思维,也不会让人解决更困难的问题。相反,它会让思维活动麻木。普通剂量的效果会有很大的不同,主要是因为个体的不同而非酒精类别的不同,大剂量下会使得下段神经和脑部兴奋程度降低,并且缺乏协调性,很大程度上是因为感觉受到了阻碍,所以触觉和肌肉感觉会被干涉。其效果就是喝醉的人无法正常识别周围环境中的角度或者粗糙的平面,而且还会影响思维能力、造成判断失误,同时还有肢体的不协调运动和感觉的阻碍,最终导致踉跄和跌倒。"

大麻即便有麻醉药物的特点,但更多情况下应该是一种止痛剂。它主要的效果是令人兴奋的,只有在大剂量下才会有催眠的效果,也就是说这个时候才会导致昏睡,而这才是真正麻醉药物的特点。

对于药物学来说氯丁醇(chloretone)是一种相对近期的产品,有镇静的作用并伴有催眠效果。它与三氯乙醛不同,后者是一种真正的催眠药物,还会造成心脏和呼吸减弱。氯丁醇也可以作为一种治疗晕船的药物。

提到了安眠药(hypnotics),这里需要讨论两种代表药物,三氯乙醛和弗洛拿。人们将用于诱导睡眠的安眠药分为两个类型,一种是仅仅产生麻木感,另一种是在诱导睡眠的同时缓解疼痛。上文提到的两种药物显然属于前者,而后者是更严格意义上的麻醉药物,而鸦片及其衍生物就是其中的代表。使用三氯乙醛药物是有成瘾例子的,所以毫无疑问,它应该归为成瘾类药物。但如果使用合理的话,几乎不会存在任何危险,然而由于它的名字常与犯罪行为相联系,导致其名声不佳。弗洛拿是一种相对较新的安眠药。它是一种与三氯乙醛构成完全不同的人造药物。从化学成分上来说,它是二乙巴比妥酸,由尿素分子组成,后者是人体组织的组成物质,主要是在尿液的形成和代谢过程中产生的固体物质。弗洛拿钠是弗洛拿盐的一种,也被称为巴比妥钠(medinal),易溶于水,是一种理想的麻醉药物。

在其他众多的重要神经镇静剂当中,溴化物和双乙磺丙烷或多或少也有一些安眠药的作用。溴化物是金属类盐,而且不应该与鸦片制剂相混淆。在其合理的使用剂量下不会有特别的危险,但是持续使用溴化物来缓解原因不明的疼痛和神经性症状会让人觉得很沮丧。黑尔[4]对于长期使用溴化物造成的溴中毒进行了描述:"长时间大剂量服用药物之后,脸上会出现痤疮,并扩展至整个身体;会出现口臭,还会面无表情,出现呆滞、没有活力的状况,白天之中几乎每个小时都会陷入沉睡。这段时间里,他可以被唤醒,但是很快又会陷入沉睡。步态变得虚弱无力,移动缓慢且时间长。味觉丧失、听觉麻木,大脑的思维活跃度几乎处于停滞状态。早期症状会有性能力的丧失。还有些病例中,精神失常也时有出现,患者会变得易怒、孤僻并伴有杀人倾向。但是,有些时候还会出现抑郁症、幻觉及小部分兴奋的症状,并伴有轻度的瘫痪。"

双乙磺丙烷是比溴化物更强的安眠药,并且不像三氯乙醛对心脏有抑制作用。但是,它在体内的代谢非常缓慢,因此如果持续使用,会使系统紊乱并伴有困倦、步态不稳以及下肢的部分麻痹。长时间使用还会导致慢性中毒,成瘾后还会造成深度昏迷,最终因呼吸衰竭而死亡。

现在我们将讨论一系列拥有镇静作用的多种混合药物,但是这些药物最初并不是用来安眠的。它们有乙酰苯胺(acetanilid)、亚硝酸戊酯(amyl nitrite)、安替比林、阿魏胶(asafetida)、阿司匹林、颠茄、樟脑、三氯甲烷、升麻(cimicifuga,黑升麻)、乙醚、霍夫曼止痛剂、啤酒花(hops)、龙舌兰(mescal)、非那西汀和缬草。虽然这些药物或多或少的对神经系统有着相似的功效,但是对于身体其他器官的影响却有着很大的不同。这里有部分药物被认为是成瘾性药物，但是有些药物的效果，除非在非正常情况下，不然不能与鸦片和可卡因的成瘾性相提并论。

我们偶尔会听说"乙醚控（ether lappers）"，他们对乙醚就像酒瘾一样无法抗拒。这些成瘾者的肮脏丑态，早在几年前的《X夫人》（Madam X）中就有生动的描述。用于安眠药的三氯甲烷，可能也会导致成瘾，但周期往往比较短，患者最终都不幸死亡了。三氯甲烷对循环系统有特别的作用，血液会流入静脉以外的微环境中，导致心脏维持正常生理的回心的血量不足。这就像水库的蓄水池突然开始放水，让水流到周围。由于迟早会因为长期用药而导致无法恢复的意外后果，因此三氯甲烷的使用不太可能造成大范围的成瘾。

还有四种镇痛药，包括安替比林、乙酰苯胺、非那西汀和阿司匹林，都在一定时期内比其他任何药物更受消费者欢迎。安替比林在当时还不是很流行，但是阿司匹林却进入了大众视野，并且作为治疗药物享有很高的知名度。这些药物都没有麻醉效果，而且它们也不会被归为成瘾性药物。过度且长期使用这些药物可能会对消费者造成伤害，但是认为所有"煤焦油"产品都有危险也是不对的。

安替比林、乙酰苯胺和非那西汀最初用于降温，但是随着镇痛效果的流传，它们就成为缓解头痛的一种药物，所以也常用它们来处理这些疾病。阿司匹林是水杨酸的衍生物，其结构较其他退热剂更简单，最初发明该药物是为了替代水杨酸来治疗风湿病。后来发现它对于神经痛也有一定的疗效，随后也就成为应对头痛的药物。

几年前，开普勒（Kebler）、摩根（Morgan）和鲁普（Rupp）[5]曾根据四百多位医师的使用经验，收集汇总了一系列有关安替比林、乙酰苯胺和非那西汀有害作用的数据。这些数据显示，大部分服用安替比林和非那西汀的患者，早期都会观察到不良反应，在此之后，只是记录了一些无意义的症状。乙酰苯胺的情况也与二者有些相似，直到 1904 年才出现了几例有争议的中毒报道。很少有关于这些药物成瘾性使用的例子,虽然它们的使用范围较广且用法较为随意,但是与鸦片相比其成瘾比例很低,因此无须特别关注。

对于我们已经讨论过的药物来说,即便是为了缓解病症,也不提倡对其上瘾,无论它是否满足马莱特药物成瘾性的定义。如果小病反复发生,那么就应该及时医治,这样才能找到病因并采取措施彻底治愈。安眠药和神经镇静剂在应对人类疾病中有相应的地位,但是不能无差别的使用其来缓解一些病因不明的症状,正如我们不应该靠泻药来促进肠道日常排泄一样。

但凡出现因服药而出现的意外,报道时总是贸然给出结论。每当无偏见的调查人员介入后,就会发现整个故事是基于错误的信息编纂的,包括药物的特性和患者本身的情况。详细调查发现,经常是患者故意所为或者患者早已因为药物滥用而出现了症状。甚至在进行谴责的时候将药品的性质都进行误报,这在科学文章和媒体报道中经常能见到。在可口可乐的诉讼中就有关于医学杂志上报道的咖啡因致死事件的引证,但有客观研究指出,这些死亡事件中要么不是咖啡因,要么就是因为咖啡因之外的原因造成的。

在成瘾性用药的报道中放入可信度很高的例子也是危险的。经常有调查揭露出毫无意义的信息。例如,在编辑有关鸦片和可卡因成瘾的人数范围中,其中一个评审者询问作者是怎么知道在管辖范围内有六百多例这种病人的,作者的回答是他只知道六例,但是如果他的报道中只有这么点数字,会显得他的文章是无稽之谈,所以他把他案例中的数字乘了一百倍。再一次谈到可口可乐的诉讼,政府部门为了搜集该饮品成瘾性的证据,找到了很多可以提供这类说法的人,但是当他们试图让这些人把说法变成证词的时候,调查人员发现他们面对的是一张白纸。最后终于有一位医师愿意走上证人席进行证言,证实他有处理过三例有关可口可乐成瘾的病例,但是在进入询问环节之前的休庭过程当中,他收回了自己的证言并从此杳无音信。到目前为止,真正的可口可乐成瘾者就像埃本霍尔顿的"漂移"(Eben Holden's "swift")一样几乎无法找到。

在大部分含有安替比林、乙酰苯胺或非那西汀的治疗头痛的药物中,这些镇痛药通常都会含有咖啡因以及其他两到三种成分。之所以加入咖啡因是为了抵抗所谓的煤焦油产物给人造成的抑郁和消沉效应。

业界一度爆发了关于咖啡因是否有成瘾性的激烈争论。这个争论始于可口可乐快速增长的销量。有分析指出,卖给消费者的饮料中,咖啡因的含量,相当于一杯好茶和半杯浓咖啡的含量。调查随即展开。该调查在十年前几乎受到了所有的权威科学家的关注,而且对于任何一种药物的功效,从来没有像对咖啡因这样进行多方位的研究。

在美国田纳西州东南部城市查特怒加市(Chattanooga)的一例案件中,专家公布了咖啡因的详细历史,所有证词加起来可以定制一本关于咖啡因的大教科书了,但是没人可以证实当大剂量摄入咖啡因之后会具有成瘾性,抑或是对身体产生实质性的损害。黑尔作为一名国际知名研究人员和治疗师的证词是很有影响的,他总结了咖啡因对于个体的效果并建立了其在医药界地位。

问:"使用咖啡因之后,是否会在兴奋之后产生抑制?"

答:"不会。"

问:"咖啡因是否具有成瘾性?"

答:"绝不。"

问:"它有没有任何累积效应?"

答:"一丁点儿都没有……咖啡因可以促进肌肉收缩能力,而且不会有任何副作用,也不会妨碍肌肉储存能量的进程。换句话说,咖啡因就像润滑油对于机器一样作用于肌肉之上,它会让肌肉的收缩更省力。"

问:"该药使用的目的是什么?"

答:"作为普遍神经系统抑制作用之后的兴奋剂,咖啡因可以改善疲惫的心脏功能,可以增强肾脏功能,促进尿液的形成,还可以缓解一部分头痛和眼酸。"

问:"咖啡因是一种有毒物质么?"

答:"一点儿也不是。"

问:"你凭什么断定咖啡因不含有毒物质?"

答:"首先,我使用过很大的剂量,但并没有发现其产生任何可以被定义为中毒的症状……在许多的病例中,我都发现在使用咖啡因之后没有致死情况,也没有任何证据可以证明咖啡因致死,另外有很多证据都是有着三到四种死亡原因。而对于那些非致死性的中毒病例,要么剂量非常非常大,要么是报道有误;而有些书籍将咖啡因归类于有毒物质或者与有毒物质归为一类的做法,是没有任何实际意义的。进一步解释,如果我们去看美国的普查,我们会发现水痘、肺痨和肺炎一样被归为传染性疾病,但是大约有二十万人死于肺炎,而只有一到两个人死于水痘,如果我们进一步调查死于水痘的病例,会发现这些病例都是发生在那些奄奄一息的孩子身上,此刻任何其他类似的疾病都可以致他们于死地,这也如同一部分书籍将咖啡因归于有毒物质,与其他有毒物质联系到一起一样。"

咖啡因的效果是兴奋。它并不是麻醉剂,也不具备安眠药的特性。它在任何方面都不能算是一种成瘾药物。全球很大一部分人都会喝茶和咖啡,并且因此摄入咖啡因,而这些饮品中的咖啡因与美国药物中加入的咖啡因效果完全一样。

我们需要意识到的是,现在讨论的话题基本与本章题目说明的完全相反。我们提到了很多大众熟知的药物,无论是从经验还是传闻,并且最终会涉及鸦片和可卡因。除了酒精以外,这两种药物的成瘾阴影可以说是所有药物加起来的总和,这还是在有标准的管理和严格的立法条件之下。

但是在进入到这个最终环节之前,我们需要稍微离题一下,讨论一下另一个很有趣的商品——大麻(cannabis)。大众更加熟知的是大麻这个物质,而这个药物已经刺激欧美学生很长一段时间了。在该药物的作用下,人们可以进入一种极乐世界的状态。由大麻提炼出的麻药(hashish)在东方很早就有记载,一直可以追溯到文明建立之初。早在公元前1400年就出现在印度文字当中,"banza"这个词与大麻同义。但是,我们需要认识到药物大麻与东方麻醉药物大麻的区别。

大麻属是麻类植物的总称,植物学的全名是"Cannabis sativa",或"Cannabis indica"。无论是生长在印度、波斯、希腊还是美国,该植物都有着相同的植物学特点,不过在生长上会有一定的差异。这些不同也曾被误认为是其他植物,从而导致药物行业有一些困惑。用来制作纤维粗绳的植物是一种高大且几乎没有树枝的植物,通常可以生长到四米或更高。而适合于出产药物的植物品种是一种杂乱生长,很少能长到三米高的植物,其平均高度应该还要矮一些。这个品种也是植物王国中少有的雌雄同体,也就是雄性花蕊和雌性花蕊就在相邻的树枝上。为了繁衍后代,两种花蕊需要同时存在,正如动物需要两种不同性别的交合才能繁殖一样。对于大麻属而言,花粉产生于雄性花蕊,通过空气介质的传播传到雌蕊的花蕊上。

在雌蕊的分支和更小的树枝上会生长出一簇暗色的花朵,成熟之后会分泌一种有黏性的绿色树脂。这些分泌物在晾干之后从茎上采摘下来,包含了所有含大麻属药物产品的物质。而且世界各地的多种药材标准都要求花蕊不能授粉,因此在种植经济作物时,有必要在雄蕊传播花粉之前就将其去除。如果制备合理,大麻是一种强效稳定的药物,制成药物成品后可发挥其特有的药效。尽管大麻属药物用于镇静神经系统,在有些情况中可以取代鸦片,另外鸦片有很多副作用,但大麻属药物都没有,而且几乎没有任何服用这些药物后致死的病例。

东方人使用大麻产生的成瘾性催生出很多非常详尽的研究调查,用来探明该药物的特点和能使用的程度。显然有一部分产品错误的使用了大麻这个词,包括一些吸食产品和咀嚼产品,还有一些会致醉的饮料。在印度,饮料被称为"bhang"(大麻),吸食的混合物被称为"ganga"(大麻花膏、麻精)或"charas",而咀嚼物质被称为"madjoon",类似于一种糖果。这些产品都是围绕大麻属制成的;但是研究显示,其中还有其他有效的药物,尤其是鸦片剂、天仙子和一种曼陀罗属植物,也是美国曼陀罗(jimson weed)的东方亲戚。在那些为了产生性欲的药物中加入了麝香(musk)、龙涎香(ambergris)和斑蝥(cantharides)或斑蝥(Spanish fly)等。所以,大麻是很普通的,可以添加到上面提到的所有令人兴奋的混合物中。

东方人将大麻属与其他强效的药物混合使用,毫无疑问,这样会产生幻觉、精神错乱、狂躁症和性欲增强的效果,导致大麻成瘾。在西方,药物成瘾主要就是鸦片剂和古柯叶产品以及与其相关的生物碱的使用,通常都是直接使用。没有机会让他们在药物中加入大麻属,而且单独使用这两种产品来满足病态的需求也是从来都没有听说过的。黑尔[6]声称:"在盎格鲁—撒克逊种族中,并没有听说过大麻属的应用。"而且威尔伯特(Wilbert)[7]也报道过:"目前我所知道的,在盎格鲁—撒克逊民族中就没有真正的药物成瘾。"

单独的大麻属,或者说是药物的固体提取物,可以产生幻觉,这已经是有结论的了。而服用者的性格和职业也会影响药物作用产生的幻觉形象。例如,一名有艺术倾向的人,会看见神奇的颜色组合,由大脑产生的壮观景象出现在视网膜,包括美丽的色彩和光影。有报道称,胆大的设计师有时会服用较小剂量的大麻属提取物,在药物的影响下，他们会得到绚烂且多彩的幻象，从而设计出好的作品。前几年消失的立体主义学校，艺术家设计的令人吃惊和滑稽的效果的作品，可能就是因为大麻属的效果产生的。

另一个大麻滥用的效果，就是个体对时间反应的改变。几秒钟的时间可能会认为是几分钟，甚至是几小时。例如，一个受大麻影响的人声称，他在洗澡的时候，肥皂从他手中滑落，落下的过程看起来就像是羽毛一样，对于兴奋着的大脑，这个一瞬间的事情仿佛过了好几分钟一样。

鸦片和古柯的产品组成了满足盎格鲁—撒克逊民族成瘾欲望的主要产品，而前者占大多数。当提及药物成瘾的时候，百分之九十九的病例都是使用了鸦片剂或古柯叶产品。从药物成瘾角度来说，它们是毒性最强的药物类型。为满足其病态的欲望而用药，给所有相关的药物都带来了阴影。

这两种药物来自于地球上地理位置相反的两个地方。罂粟（opium poppy）主要生长于现在的小亚细亚，而古柯树主要生长于南美洲西海岸的南部山脉地区。鸦片剂是罂粟壳凝结而成的汁液，在东方文明中已有上千年的历史。古柯叶也存在于西方南半球的土著生活当中，自从社会建立之后就一直存在。

鸦片产品从小亚细亚传到波斯，再传到印度，在古时通过大移民和民族融合一步步进行传播。在晚些时候传入中国，被中国人食用。现代的商业供给主要来自于小亚细亚和印度。

罂粟壳比我们宅中后花园里熟悉的花朵体积更大。在花瓣开始开放的时候，与普通乳草属植物一样，当花茎长好之后，就会流出足量的黏稠状乳白色的液体。罂粟田中，当植物成熟时，工人会带着尖刀在田间行走，在壳上划上几道。通过这些划伤，乳白色液体会逐渐流出，铺满整个表面，很快凝结成块，变成暗棕色的物质。随后，刮掉这些流出物并且收集起来，和其他罂粟壳的流出物一起，合成一个像炮弹一样大小的物质。这些球状物就是商品化的鸦片。

天然的药物包含了很多不同的化学物质，包括大概二十多种生物碱，其中吗啡占主要地位。不仅如此，还包含了相当多的树脂、松香酯（resins）、水和植物酸。小亚细亚树脂的吗啡含量要比印度的高很多。天然的鸦片直接用来制成鸦片酊和止痛剂，也包含了很多其他药物的混合物。

吗啡和可待因是通过化学方法从鸦片中提取出来的。为了提取它们，先要剖开树脂，然后用酸化水处理，溶解生物碱，剔除没用的物质。这个酸性的生物碱溶剂经过后续处理生成原始的吗啡沉淀物，在此过滤掉液体，经过处理后生成可待因。原始的吗啡是灰棕色的。用稀硫酸溶解并用褪色剂进行处理后可以得到一大堆白色晶体状的硫酸吗啡，这几乎也是制造所有商用吗啡产品、药片、胶囊、止咳糖浆等所需的材料。

市场上销售的硫酸吗啡大小与方糖相似，每一块都包含大量的暗色晶体。这也是吗啡进入成瘾药物的主要途径。药片常先磨碎后再用于皮下注射，这种药片通过我们前面章节描述的程序制备。

可待因的纯化与吗啡非常相似。但是成瘾者对它的吸食很有限，尤其是与那些摄入吗啡的悲惨患者相比。大部分可待因都用来制成止咳糖浆和治疗头痛和发热的药物。

海洛因现在被成瘾者当作吗啡的替代品使用。它也是吗啡的一种衍生物，主要是将醋酸加入到吗啡分子当中。在化学上被称为二乙酰吗啡（diacetyl morphin）。在合法的药物中，主要用于止咳糖浆、哮喘药物以及其他用于鼻腔和支气管通道的药物。

鸦片、硫酸吗啡、可待因盐以及海洛因物质是一种被称为"鸦片剂（opiates）"的主要成分。

由中国制备的吸食鸦片曾经大量进入美国，因此，国会在1909年立法禁止非医疗用途的鸦片进口。但某种程度上还是需要进口的，据说在 1908 年就进口了六十七吨的鸦片。进口货物包装在小铜盒中，每盒大概有半磅的重量，在盒子外面有中文的标志。

制备吸食用的鸦片很简单。将鸦片放入一个合适的容器中，在热水中加热即可，从残渣中滤出液体，将其脱水后形成一种糖蜜样的物质，此时就可食用了。

很长一段时间后，鸦片仍产自中国，但是鸦片产业因为清朝的一些政治原因被废除了。实际上中国所有的鸦片都用来制造吸食鸦片。印度的鸦片也几乎全部用于同样的商品，而且多年来一直通过将货物出口到中国来扩大国内的生产规模。不过，后来的情况发生了很大的改变，中国政府在极力防止其人民在这种药物中继续堕落。

来自印度并产于中国的鸦片，主要源于白罂粟。其吗啡含量低于黑罂粟所产的鸦片，黑罂粟主要产自小亚细亚。美国进口和使用的鸦片，几乎没有这种来自小亚细亚的鸦片，或者被称为士麦那（Smyrna）鸦片。该鸦片含有更多的生物碱，因此主要用于制药；与中国的产品相比，暗地里制备的吸食鸦片的生物碱含量更高。

亚当斯（Adams）和多伦（Doran）[8]说明了吸食鸦片的制造和使用过程，也进一步详述了索普（Thorpe）[9]总结的中国人使用的四种鸦片。

一、原始鸦片（也就是天然鸦片）。

二、制备好的鸦片（或者是可以用来吸食的产品）。

三、烟灰（也就是吸食之后的残存物，这也是中国，在美国被称为烟屎）。

四、鸦片灰，或者是提取鸦片之后剩下的残渣。

他们也进一步描述了制备吸食鸦片的整个过程。

"有些时候在脱水的物质中还会加入烟屎，或者说是烟斗残渣，而其他时候也会加入大量烟屎。据说这种方法是用来给产品添加不同的风味，但是在中国的可吸食鸦片中，并没有使用烟屎或者烟屎提取物,所以也就可以认为这是美国出于经济利益考虑的结果,尽可能多地使用没有完全提取的鸦片和烟屎,或者说这就是一种掺假的行为。"

在鸦片窑中吸食鸦片的步骤主要包括以下几个步骤:

用小金属钩(也叫烟钩)舀一小团豌豆大小的鸦片,将这一小块鸦片置于小火上,通常是花生油灯,巧妙地旋转,直到大部分水分被蒸发,整块鸦片逐渐变成灰烬,行话叫"家伙熟了"。

然后将烤熟的鸦片放入烟管的空隙中,在油灯火焰上方点燃,随后吸入产生的烟。整个准备过程大概是十到十五分钟,真正的吸食过程大概只有三十秒左右。

准备吸食时将针插入一盒鸦片中,旋转并钩出一团糖蜜样的物质。将这个黏黏的东西放在油灯上烤,旋转细针,直到热量将鸦片中的水分蒸干。当变为糖蜜状时再让其冷却,放入烟管的空隙,直到形成一种晶体状的物质。随后将细针放入空隙中调整好鸦片的位置,在鸦片中间留下一个孔,也就是原来细针所在的位置,与烟斗的空隙一致。

现在就已经准备好可以开始吸食了。从肺中排空所有气体,将烟斗放在火焰上,深深吸几口烟气,直到肺中充满了气体。如果吸食两到三口,吸食者会随着鸦片的效果进入睡眠,以消除鸦片的影响。不过,这些吸食者经常是一次放纵就可以满足其需求。

近距离观察者们认为,吸食普通剂量鸦片的人,并没有任何不适。这个东西似乎可以防止身体产生废物以忍受疲劳,并且让使用者能够比不吸鸦片的时候承受更多的劳动。这就和嚼食古柯叶的原理一样,嚼食古柯叶可以让使用者好几天不休息地徒步穿越安第斯山脉。但是,疲劳是因为身体废物的积累,也提示人体需要食物、休息和睡眠来消除废物和修复机体。古柯叶的刺激会延迟组织和身体的废物产生,从而更加能忍受疲劳。

除了土著南美洲人，古柯叶的使用并不像鸦片那么广泛。主要是可卡因生物碱从古柯叶中提取并转化成盐酸盐之后，才让全世界有了可卡因的成瘾者。

古柯叶自古就在南美洲的西海岸生长，直到最近才完全产于秘鲁和玻利维亚；但是最终这些植物被安置在爪哇岛，而爪哇岛的古柯叶则成为全世界的主要提供货源。厄瓜多尔、哥伦比亚、巴西、阿根廷、西印度群岛、锡兰、桑给巴尔和澳大利亚也会提供一部分货物。

古柯树不会和产可可豆的树相混淆，可可豆是制作巧克力和可可的主要原料。可可脂也是由可可豆制成的，主要用于美容和栓剂。椰子树是另一品种，它的脂质，也就是椰子脂，主要用于肥皂工业，以及用于制造黄油的替代物。这也与可可脂有着很大的不同。

为了获取古柯药物，人们从树枝上采摘古柯叶，平铺开来使其自然风干。风干后的药物含有七、八种不同的生物碱，全部都是互相关联的物质，但可卡因含量最高。使用合适的溶剂、煤焦油苯、煤油或者不溶于水的液体，就可以将有效成分从叶子中分离出来，同时也包括大部分色素和蜡状物。当把溶剂在稀释的酸溶液中搅拌时，可卡因和其他生物碱就会溶于酸中，在分离上层液体之后，不需要的色素和蜡状物就留在剩余的那些不相溶的液体当中。所有的生物碱都以最原始的形态从酸溶液中分离，然后通过对该溶剂和酸溶液合理加工，可提取出盐酸盐形式的纯可卡因。

世界各地用大量的古柯叶提取可卡因并将其制成天然的药物。大量的天然可卡因被出口到药物原产地的国家。这类原始的可卡因被专业化学家拿来进行正规的提纯，并转换成盐酸盐。

盐酸可卡因是一种白色晶体，可以溶于水中，也是理想的药片来源，主要用于皮下注射。很大一部分都被研磨成粉，并制成鼻烟，通常加入乳糖或乙酰苯胺。那些可卡因成瘾者也主要是通过皮下注射和鼻烟来满足他们的欲望。有一段时间，药品市场充斥着一种主要原料是可卡因盐酸盐的卡他粉（catarrh powders）；但是国家政府机构根据《食品与药物法案》（*the Food and Drug Act*）以及《哈里森麻醉法案》（*the Harrison Narcotic Law*），在很大程度上抑制了它的销售并且将其逐出市场。

麻醉药物的交易程度很难估量。鸦片一年的进口量超过二百二十七吨，其中很大一部分都被专业化学技师转换成了吗啡和可待因，或是其衍生物海洛因，而另外一大部分被医药制造商用于合成鸦片酊、止咳糖浆和其他一些特殊的产品。其中只有很小的一部分用于生产专利药物。一部分合成盐用于出口，随后又通过"地下"渠道走私回到国内，随后进入非法销售渠道。尽管很大一部分国内的违法销售渠道卖的都不是本国的药物，但其总量与合法销售途径的药物几乎一致。

除了吸食鸦片以外，走私的鸦片中还包含大量的生物碱盐及其衍生物。这些物质有着很高的价值，几千克就值不少钱，而且还很容易藏匿。国内的鸦片成瘾者更倾向于使用纯净的盐，而不是原始鸦片。大量的鸦片可以在不引起任何怀疑的前提下被藏匿下来，在适当的情况下用皮下注射的方式注入体内，这也是盎格鲁—撒克逊人最喜欢的一种方式。

古柯叶每年的进口量多达四百五十四吨左右，其中很大一部分都是用来提取可卡因的，通常可以做到百分之一或一点五的提取量，这还要取决于叶子的质量。也有很大一部分用于转化成一种特殊的无生物碱风味萃取物，用在饮料行业，而可卡因只是一种副产品。当然在这里得到的可卡因也会进行提纯并进入国内市场或者出口海外。

可卡因的合法使用仅限制在口腔专业、外科、鼻喉科。最近几年，出现了一部分合成麻醉剂，例如普鲁卡因、阿里品（alypin）、优卡因，于是也缩减了可卡因在麻醉剂上的适用范围；所以，国内制造的很大一部分可卡因，要么出口到国外，要么消化在地下渠道。

引用布斯(Boos)的话:"使用吗啡会让人变得精神脆弱,缺乏责任心,没有个性和目标,不诚实且不适合体力或脑力劳动。这种人的状态持续下滑,直到最后很大一部分使用者在绝望中疯掉。

"在使用吗啡六个月之后,人们会开始出现慢性中毒症状。这些症状在每次皮下注射吗啡之后就会消失,并保持几个小时的身心愉悦,然后还会回到持续的紧张不安当中。当吗啡效果消失,瘾君子就会开始出现可怕的感觉,他们会在一种不可抗拒之力下寻找再次摄入吗啡的可能性,从而在让自己陷入吗啡带来的那种欣快感中。他会无所不用其极地获取药物,他也不会被任何事情所阻止。最终,这些瘾君子只能靠吗啡而活。

"认出受害者并不困难,他们皮肤苍白且无活力。看起来很憔悴(高浓度吗啡使用者会让人想起尸体的感觉),面部充满皮疹。手臂有很多针孔,有一些还有可能因为不洁的注射发展成脓肿。眼光呆滞,瞳孔缩小,有时甚至不等大,受害者经常会出现重影。脉搏微弱且缓慢。在没收他们的吗啡之后,受害者会出现一系列的戒断反应,有些时候很像爆发性的中毒反应。他们会非常不适,情绪低落,充满恐惧,并伴有大量冷汗。面部潮红,极度易怒;有时这种易怒会表现为一种真正的震颤性谵妄。呼吸和心脏功能受到损害,有时看起来马上就要昏倒过去。一次吗啡的皮下注射会像魔法一样,立即消除这些所有症状,并给受害者带来快乐。

"如果继续保持戒断,那么症状会渐渐缓解,但是对于吗啡的渴望会持续数周乃至数月。

"可卡因成瘾者比吗啡使用者情况更糟,因为可卡因会导致一种痴呆,表现为迫害狂热或自杀性癫狂。可卡因成瘾者会有极端的过激行为,甚至在精神错乱中实施谋杀。

"很多可卡因成瘾者最终都会自杀身亡。如果他们没有对自己动手,他们会逐渐进入到一种机体和精神上的昏迷。最终,会变得遗忘自己和自己所处的环境,甚至遗忘身体正常的机理功能,最终因为衰弱或力竭而亡。

"在可卡因成瘾者的进一步案例中也发现了虚弱和虚脱的表现。可卡因成瘾者除了会出现瞳孔散大及脉率增快且不规律外,与吗啡使用者在症状上很相似。可卡因成瘾者还会产生幻觉,他们的身体会布满更多的针孔。"

根据1919年特别麻醉剂委员会向国内税收专员递交的一份报告显示[10]:

"几乎从来没有也几乎不存在毒品成瘾完整且精准的数据。

"在美国不同时期,对鸦片及其生物碱产品的成瘾者,还有古柯叶以及其生物碱产品的成瘾者的具体数目大约在二十万到四百万人之间。然而,这种估计在很大程度上只是一种猜测,因为在过去根本没有办法获取精准的数据。

"看起来可以从那些研究毒品使用的研究者那里获得更精确的数据,尤其是那些在较为封闭社区内取样的研究。例如,1913年,佛罗里达州杰克逊维尔市的健康官员报道称,该市有八百八十七名毒品成瘾者。这个数字占总人口的1.31%。根据这个比例,美国国内在1918年的总成瘾者估计有一百三十八万八千六百人,而那时总人口是一亿零六百万。

"委员会手中的数据还显示,毒品成瘾者在郊区社区流行较少,而城市内或者拥挤的市中心人数较多。所以,以纽约市的毒品成瘾者为基础来判断全国总数是不公平的。同样,委员会也认为,根据像佛罗里达州杰克逊维尔这种小城市来估算全国的数字,也是不合理的。考虑这些因素,委员会认为当时全国毒品成瘾者的总人数应该超过了一百万。

"委员会收集的数据显示,鸦片或可卡因的成瘾主要是通过以下几种途径:受他人或一个关系网的影响,医师的用药以及自我用药中含有相同物质的药物。前两种方法在当下看来重要性大致相同，最后一种根据调查问卷的反馈，其重要性稍弱一些。

"地下市场中的毒品成瘾，在很大程度上是通过成瘾者结交的朋友获得的。这很有可能是因为这个阶级使用海洛因和可卡因更加频繁，主要途径是鼻烟。所以，让同伴一起"享受"鼻烟的"乐趣"就显得更为容易。除此之外，这些药物也被那些"白人奴隶贩"用于锁定自己的猎物，并且迫使她们进行卖淫活动。

"在那些有良好社交的成瘾者当中，委员会得到的证据指出医师是引起成瘾的绝大多数原因。但是，有些是通过自主用药获得的成瘾，还有些是为了分散自己的注意力。

"委员会的调查问卷也显示了成瘾者使用药物的频率，分别是：吗啡、海洛因、鸦片（各种形式）和可卡因。报道称可待因、鸦片酊和止痛剂使用的剂量大概相同，但是范围较小。近年来，海洛因的使用大幅度增长，在有些社区，海洛因问题比其他任何毒品的问题都要严重。这主要是因为海洛因摄取更加容易，通常可以通过鼻烟摄入，而且在大部分情况下，都是团伙一起吸食。现在认为，海洛因是所有成瘾性药物中，问题最为严重的一种成瘾性药物。"

对于药物成瘾未来趋势的研究显示，这种恶习在慢慢减少。在三百二十一个自治市当中，有二百八十七个在警察的报道中呈下降的趋势，值得注意的是，有三十四个城市呈上升的趋势。总而言之，大城市中的主要趋势在上升，而小城市则在下降。

自从鸦片的流通进入到那些博爱主义者的视线之后，他们通过各种不同的方法来限制该毒品的分配和使用。其中之一就是阻止东方人肆意吸食，另一个就是抑制西方世界中当地人药物成瘾的增长。在 1873 年，有六千吨的印度鸦片进入中国。十九世纪九十年代，与中国贸易的鸦片总价值在四千万美元左右。

在美国，通过汉密尔顿·莱特（Hamilton Wright）的努力，在

1914年通过了被后世熟知的《哈里森反毒品法案》(*Harrison Anti Narcotic Act*),从而控制了鸦片、鸦片剂,还有古柯叶以及其生物碱衍生物的进口、制造和销售。这项法案的通过是非常有益的,并且对药物在外科的使用上没有造成任何不便。

莱特的去世是非常不幸的。曾经居住在东方的他,拥有可以第一时间观察情形的机会,并且对于毒品方面有着很强的发言权。国际顾问还是非常认可他对于情形的把握,以及他对于这类事物的影响和意见。还有很多规定需要制定和完善,而且对于问题的解决方法需要全世界人类的参与,从而才能有力量为全人类谋福利。

国会在针对个人习惯问题进行立法时需要时刻谨记一点:有些被判定为滥用的剂量,对于其他民族来说可能就是常规剂量,且在该民族的应用当中控制得非常好,而对此行为进行干预可以说是很危险的。因此,与其说立法是一种善举,不如说是一种恶行。很多仔细的观察员认为,劳工在合适剂量下使用鸦片,对于其身体并没有任何损害。没有鸦片也能活得很好,但是他可以从这个习惯中得到满足,正如白种人吸烟和烟斗一样。

在南美洲,一个熟悉使用麻醉药的人,一定会想到限制古柯叶的使用会对当地居民带来多大的动荡,因为这个习惯已经在这些民族当中存在了无数代,已经有了宗教的意义。盎格鲁—撒克逊人从来没有咀嚼古柯叶的习惯,可卡因成瘾者主要是通过注射或者鼻吸来满足自己的欲望,通常使用可卡因盐酸盐。

如果盎格鲁—撒克逊人有了咀嚼古柯叶的习惯,那么可以很合理地考虑到,他们身体的反应与南美印第安人的反应会有很大不同。如果后者通过注射或者黏膜吸入可卡因的生物碱浓缩提取物,其反应与肠道吸收的反应也会有很大的不同。

在上文中提及在南美洲民族中,非常流行咀嚼古柯叶。这种行为在几乎所有地区都有表现。很有可能在正常消化吸收这种药物的时候,机体就已经产生了一种永久的麻醉效果。无论这个是否可以让该民族获得更高的忍受性,都是生理学家和心理学家应该考虑的问题;如果一种被动的麻醉效果可以通过消化道吸收可卡因而产生,那这也就可以解释为什么古代的印加人可以接受夸张的头盖骨手术。

此时我们稍微离题介绍一下新式的麻醉方法,它是由纽约市的巴斯克维尔(Baskerville)和葛斯密(Gwathmey)成功实施的。他们将乙醚溶于无刺激性的油中制成灌肠剂,这种方法可以在患者无感觉的情况下成功实施大量手术,与吸入式麻醉一样有效。这种方法在实施的过程中,并没有发现任何在普通乙醚麻醉方法中出现的副作用,而这也意味着麻醉的新时代就要来临了。

引用这些经历和事件,是为了接下来可能会讨论到的古柯叶对于人类生理类似的效果和反应。病理学家发现,人体摄取药物的不同方式会影响到药物对身体的效果,也就是说口中摄入肠道吸收,与通过呼吸道吸入和注射进血液的反应完全不一样。

现在关于毒品贸易中最紧要的问题是对走私和违法推销的控制。这一阶段需要国际社会的相互协助,如从美国和英国制成的吗啡盐会走私到亚洲进行贩卖。目前涉及美国的问题,主要是部分《哈里森法案》的修正案会缩减我们作为一个整体的责任,同时也不会阻止通过偷盗和违法贸易流出的毒品。

吗啡和可卡因的盐产物,在出口的时候,化学制造商会根据《哈里森法案》的限制进行销售,但是在满足了国外合法使用的剂量之后,就会重新走私回国内。

违法贸易所使用的手法繁多而且非常刁钻。吗啡盐和可卡因从外国制造商走私进入国内的量非常大。美国制造的产品通过合法途径出口,却又经过走私重新进入国内。边界管理松散以及对于盟国轮船货物的放松,让这些地方成为有机可乘之处,虽然会有一定的风险,但是却可以使几十吨的鸦片、鸦片剂和可卡因进入国内。

有的走私产品藏在汽车轮胎中,家禽腿骨的空腔中,以及装运蔬菜或其他食品产品的木桶当中。在一次截获大量吗啡盐酸的走私案中,大量吗啡盐酸被藏在东方竹椅的空隙当中。

满足成瘾者的不法商贩和那些走私者一样狡猾。一名货物充足的销售商,将吗啡盐酸的药片放在十字架中心的开口空隙中。另一名会模仿自己是一名无辜的书商,他夹着自己销售的书本在城镇中走动。当他被逮捕时,发现其手中的论著是假的,书本前几页和后几页与封面粘住,中间被掏空,书本被制成了一种书样盒子,他看起来很无辜,也很适合他的生意。但他的书中却藏了很多瓶吗啡盐酸和可卡因粉末。

还有很多用于给关押着的成瘾者提供毒品的有意思的花招,尽管这些被关押者不能和外界有直接的接触,但依然有办法拿到毒品。下面就是一个案例,大家都知道犯人有毒品成瘾的历史,在狱中的滋味肯定不好受。但是有位犯人在监狱中过得非常满足,每日还能高兴的拿取自己的安慰剂,这引起了看守的注意。最终发现,这位犯人在咀嚼自己妻子给他寄来的日常信件,在随后的检测中发现,这些没用的信纸被浸泡在硫酸吗啡的溶液中并晾干,最后夹在妻子寄来的信件中。

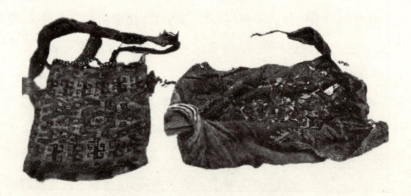

图 74　出土的史前印加装可可的袋子

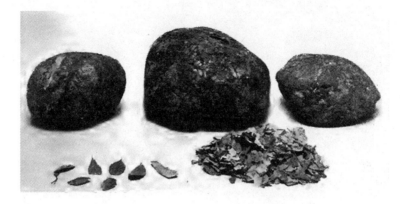

图 75　市场上的鸦片(图片下方为古柯叶)

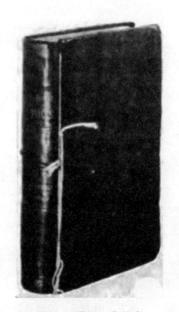

图 76　看似正常的书

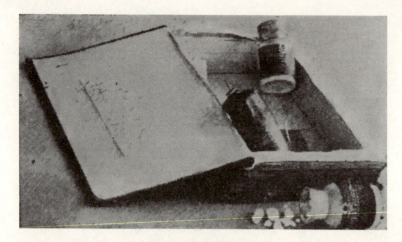

图 77　翻开之后的书

毒贩子的小把戏。

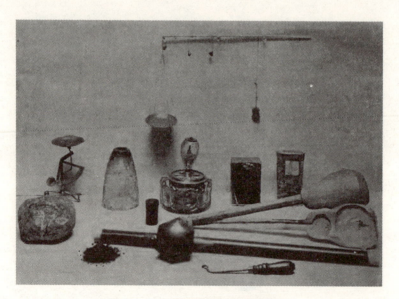

图 78　东方人吸食鸦片的器具陈列

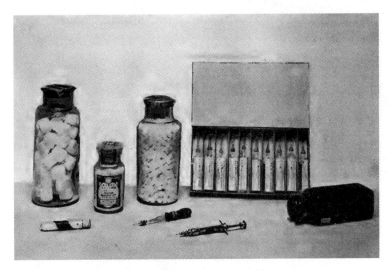

图 79 西方人吸毒所用的工具

　　在比较公正的管理之下,这些麻醉药物是可以合法使用的,这主要得益于海牙会议上制定框架的法律比较符合现状。但是,没有限制吗啡、可卡因、海洛因以及可待因的生产,大家都知道现在生产的量远远超过日常合法医疗需求的量。直到所有国家在鸦片的生产和出口,以及其相关生物碱和盐产物上达成共识,才能解决这些药物在全世界产生的成瘾性问题。

注释:

[1]《世纪辞典》(*Century Dictionary*)。

[2]《美国证词》(*Testimony United States*):40 大桶、20 小桶可口可乐。田纳西州东区,美国州地方法院南部分院,1911 年。

[3]《实用治疗学》(*Practical Therapeutics*),1916 年,第 76 页。

[4] 同上 (第 147 页)。

[5]《美国农业部化学局公告》(*United States Department of Agriculture, Bureau of Chemistry Bulletin*),第 126 页;《农民公告》(*Farmers' Bulletin*),第 377 页。

[6]《实用治疗学》(*Practical Therapeutics*)，1916 年，第 168 页。

[7]《治疗公报》(*Therapeutic Gazatte*)，1910 年 11 月 15 日。

[8]《工业与工程化学杂志》(*Journal of Industrial and Engineering Chemistry*)，1912 年，第 429 页。

[9]《应用化学辞典》(*Dictionary of Applied Chemistry*)，第 3 卷，第 72 页。

[10]《财政部，美国国内税收：在通往麻醉药物的道路上》(*Treasury Department, United States Internal Revenue, Traffic in Narcotic Drugs*)，特别调查委员会报告。

第十一章 自行用药——家庭医药箱

切斯特顿(Chesterton)[1]在描述生活的哲学时曾说过:"我认为,正如睡眠、清醒和行走一样,一个正常人应该可以做一些正常的事情。其一是唱歌,其二是跳舞;还可以背诵喜欢的诗词;也可以与自己亲密无间的宠物一起放松身心;还有就是知道寻常疾病的一般急救措施。"

威尔伯特(Wilbert)[2]认为:"理论上来说,在一定限制和生理成熟的条件下,换句话说,理性的人,应当有自主选择和服用药物的权利……与生俱来的自我药物治疗权利,受到社会团体广泛和综合性权利的限制。人们普遍认为有传染性或感染性的疾病,应当经常性地接受专业人士的合理治疗,尤其是涉及公众利益的时候。如果有必要的话,为了避免传染,这些病人理应接受隔离。"

最早主要用草药治疗疾病。毫无疑问,原始人类意识到了野外生活中的优势条件,包括通风良好的栖息地,还有纯净的水源。

引用加里森(Garrison)[3]的话:"例如,印第安人知道保持皮肤、肠道和肾脏通透的重要性,为此,喷泉、温泉和蒸汽可以让他们洗一次天然源泉的土耳其浴。呕吐或导泻,外加一次蒸汽浴和一剂用柳树树皮蒸馏出的药剂（也就是水杨苷），正是北美印第安人成功有效治疗间歇性发热的方法；蒸汽浴和黑升麻是他们对付风湿病的支柱。正如古巴比伦人一样，他们也有固定时段用来呕吐和导泻（如绿色玉米宴），就像我们的祖先使用黄道日历来定期放血一样。按摩历史悠久且为印第安人、日本人、马来西亚人和东印第安人所用；印度人、波斯人和中国人用接种来对付天花。"

在众多与治疗疾病相关的学派中，有两种截然相反的观点，现在二者也将要达到共识。一方面，一部分人认为心理暗示效果大于我们所谓的疾病状态，一些宗教更不承认疾病的存在，甚至拒绝使用药物。另一方面，有一群超道德的医学理论家以及一些无知的支持者，他们无比坚定地信赖药物和传统医学，但是并不热衷于使用药物，然而在婴儿出生的一些紧急情况下，他们会使用氯化亚汞、番木鳖碱以及麦角碱，在专业领域他们被认为是治疗虚无主义者。当他们终于摒弃氯化亚汞、番木鳖碱以及麦角碱之后，他们会和那些精神治疗师的观点相统一。对于药物学而言，这个圈就完整了，而他们的药典将会是一片空白。

但是，无论这些极端学派的信仰和经验是否存在，造成伤寒和白喉的细菌依然在感染人类，且每年都会造成患者死亡；如果不进行预防性疫苗接种，天花也会爆发；人们会在疾病面前毫无防备，肺炎及其他疾病也会接踵而来；豚草花粉会定期在盛夏疯狂从而困扰大家。威尔伯特[4]在他的自我药物治疗的论文中提到了这些情况："那些狂热的教徒自豪地认为自己在戒绝药物，但是它们常常忽略一个事实：食物，正如药物一样，也会在人体正常反应中起到明显的影响，而且很多外界因素也会改变人体正常的生理功能，从而像药物一样直接或间接地造成毒物积累。"

幸运的是，大部分医疗职业中的人都是明智的，他们的常识会让他们选择和支持最好的学说及发现。而大部分的民众也能意识到自己是否生病，是否需要什么来恢复自己的健康，他们知道什么时候需要家庭医生，甚至有一部分人也懂得如何应对简单的疾病。

从一个方面考虑，人体是一个庞大的化学复合物，由许多不同的物质构成。有些从构成上来说很简单，像氯化钠、盐酸和水。而其他物质，如血液化合物和肉蛋白，在结构上就非常复杂。在两类极端之间也存在着大量不同的物质，如大脑的灰质、骨架的矿物结构、指甲、脊椎、血清及消化液。

各系统中也包括不同独立的化学反应"车间"，它们以生命腺体的形式存在，从而持续合成不同的物质，保持这个化学复合物作为一个协调整体的正常功能。所以，肝脏产生的胆汁用来冲刷消化道；胰管产生的消化液让摄入的食物转变成可以由血液传输的物质；唾液腺产生的唾液与淀粉酶一起，让口腔保持湿润，并且作为消化面包和其他淀粉食物的消化液。还有甲状腺、脑垂体、前列腺等等，都在这个错综复杂的化学系统中执行它们的功能。

上千种不同的化学物质各自的比例、强度以及生命"实验室"产出的物质，都因为个体的不同而不同。这也是为什么没有两个完全一样的人以及人类为何研究如此有趣的问题的原因。

当这些化学复合物与个体之间完美配合，身体没有像骨折或脱臼等"机械故障"，而且心理情况良好的时候，就是非常健康的状态。但是，如果系统的功能无法以任何形式完美配合，身体必需的化学物质分泌减少，或是有异物"入驻"身体，那么人们就会产生不适，就会生病。

为了让身体回归健康，就有必要恢复个体的化学均衡。既然没有两人能有完全相同的均衡，那么每个人对同一种疾病的治疗反应也就会有所不同。例如，有慢性便秘的人，有的人可能会对盐类泻药的疗效感到满意，有的人服用盐类药物则完全没有效果，但是可以通过药鼠李或盾叶鬼臼（podophyllum）得到治愈。

加里森[5]提到："药物的动态效果不仅取决于药物本身的构成，还取决于病人身体微妙的化学调节。"

再次引用威尔伯特[6]的话："对待任何疾病，一个人决定自己是否要吃药或接受其他任何治疗措施的权利，主要取决于该个体是否了解关于感染性疾病的特点，以及现有治疗措施的治疗效果与药物对人体机能的影响。"

自我药物治疗不仅要考虑在疾病状态下的药物使用，还包括提供预防措施，尤其是很多可以在初期就能防止的疾病。根据各国的医疗看护系统，医师不仅要让病人恢复健康，更要保证其平时的健康状态。与之对应的，我们就需要有相关个人卫生的必要知识，预防常见寄生虫的手段，在不适当的运动或暴露之后的注意事项，正确的饮食及平衡饮食构成的相关知识。此外，明智的自我药物治疗认为一些特定疾病只能交给专业医师来处理。

病人的心态在处理疾病中也有相当重要的地位，尤其是神经系统的疾病。在消化不良和身体不适的时候，最容易产生精神上的刺激或沮丧。通常在外界环境改变或这些负面因素消失后，病人就能恢复常态。心理治疗的原则在当下的治疗中占有重要的地位，但是其应用非常有限。它并不能中和白喉毒素，也不能解决某个特定的感染。

现在聪明人都明白保持头皮干净的重要性，无论是使用洗发水还是定期使用护发素，尽量使头皮远离头皮屑和灰尘的困扰。如果鼻腔环境长期积累污垢，就应当经常使用温和盐水或不刺激的抗菌药进行冲洗，这样可以去除感染的根源并可以让空气通畅地进入肺部。如果眼部黏膜受到外界物质的意外刺激，或是暴露在强风或其他因素中引起的不适，通常可以通过使用溶于水或普通盐水的硼酸来缓解。如果炎症是由于酸性物质的引起的，如柠檬水或醋，那么最好的做法就是使用碳酸氢钠（小苏打）进行冲洗，而不是使用硼酸。

应当每天护理牙齿,使用上下的手法清洁两面,而不是横向的手法,根据口腔分泌物或个人喜好来挑选牙粉或牙膏。早晚使用合适的抗菌液尽可能全面地冲洗和洗漱口腔,同时用带有同样抗菌液的橡胶垫轻柔按摩牙龈,可以保持其光泽和坚挺,从而避开或控制可怕的脓漏。润肤霜可以缓解嘴唇皲裂,而普通感冒所引起的疼痛及水泡引起的发热,可以用樟烯(camphocene)或类似的药物来治疗。

每天花一点时间护理手和脚就足以让他们保持良好的状态,如果执意穿不合脚的鞋子,那么就会长老茧。这些不正常的赘物可以通过穿着合适的鞋,以及使用有效的软膏来缓解。大部分软膏都包含水杨酸和大麻,如果坚持使用的话,最终这些胼胝和老茧就会消除。脚上和腿上的擦伤,尤其是切口,应当使用碘酒消毒,之后用碘麝香草脑等类似的有效抗菌药覆盖。手上和指头上的切口和划伤也同样要重视,尤其是在意外发生之后。指甲下不应积累大量污垢,尤其是手指甲,长长的指甲应当用剪刀剪去。如果指甲根部外皮硬且不平整,抑或是因为外皮的分离或裂开而导致不适,可以使用 Cutex(一个护甲油的品牌,由康涅狄格州的 Cutex 公司生产)或相似的专用产品,一般一到两天就会好转。在进食前或是接触可能造成感染的区域后应当使用肥皂洗手。

对于每个人来说,日常淋浴的习惯非常重要,当然还有日常生活的好习惯,包括有规律的锻炼和休息,一个好的生活习惯还包括对食品的关注,应当选择营养和能量能与身体消耗所平衡的食品。

作为个人卫生知识,这几点简单的建议与身体平衡被打破而进入疾病状态时的应对方法同样重要,二者共同构成了自我药物治疗中的预防阶段。

在我们讨论其他几个阶段之前,按顺序应当提及与公共卫生和个人卫生相关的家庭虫害。如果得不到控制,那么这些东西将会危害到人们良好的健康状况。长年以来,家蝇及其同类能够在温暖的环境下大量繁殖，人们为此采取了很多措施。这些措施在引导大众认识蚊蝇与疾病的关系上有一定价值，而且也能够预防感染，但是都没有长久的成效，这主要是因为对蚊蝇的生存习性了解太少，要消灭这些害虫，就应该破坏它们的出生环境。较为愚蠢的做法就是对消灭蚊蝇数量最多的人给予奖励，这样做会让不择手段的人建立蚊蝇培育场以牟取利益，也会让毫无私心投入到这项运动的人心灰意冷，对于他们来说，对人性失去信心是自然而然的结果。这些奖励不应该给那些能带来满箱死蚊蝇的人，而应该给那些可以证明他们消灭了最多蚊蝇繁殖地的人。

应当避免家蝇接触任何室内环境，尤其是制作食物的场所。它们是传播疾病的有效媒介。无论多么恐怖的污垢，对于这些家蝇来说都是一种享受，随后在厨房和餐厅任意传播这些积累的毒素。房屋的主人和其家人要靠自己来消除这些能造成感染的源头，而达成目的也很简单，只需要合理的屏蔽就可以办到。

为了说明家蝇与食物感染之间的关系，我们这里将会引用一个实例，一个差评如潮的冰激凌制造商。他们的制作过程与大多数批量生产冰激凌的流程一样，首先搅拌奶油，然后进行消毒，在高速搅拌机中搅拌，使得脂肪颗粒缩到最小；随后进行整体降温，这一过程中会根据不同批次调整出不同的口味，然后进行最终的冻存。如果消毒进行的彻底，那么不必要的微生物应该都会被消灭，除非后面的生产过程中出现污染。带着疑问去调查工厂，发现制造商开着盖子进行消毒，在热奶油表面是上百只家蝇的尸体。在没有封闭的窗户外面，长期堆放着新鲜的粪肥，这也解释了为什么会有这么多家蝇。这些尸体，还带着各种细菌的孢子，与奶油一起进入高速搅拌机，随后进入降温设备，而此时的环境刚好适合孢子和未杀死的细菌进行快速繁殖。后来工厂的生产被暂停之后，他们封闭了窗户，对内部的设备和管道用高温蒸汽进行消毒。从此之后，这家冰激凌的质量便再也没受到谴责。

尽管马粪是最适宜家蝇繁殖的环境，但是人类的排泄物也是比较适宜的环境，如果以上两者都不存在，它们就会选择没有处理的垃圾堆、腐烂的蔬菜以及动物食材，尤其钟爱废弃物中的有机物。这些都会变成传播肠道疾病的主要媒介，包括伤寒、霍乱、痢疾以及婴儿腹泻。

虽然适当的封闭在一定程度上可以阻碍家蝇进入室内，定期使用防蚊纸、杀虫剂、防虫粉以及各种措施，可以将家蝇数量降至最少，但是消灭家蝇最合理的方法还是消灭它们适合的生存环境。引用霍华德（Howard）[7]的话："显然，从已知寻常家蝇的生理习惯来看，城市和乡镇完全可以降低这些烦人并且危险的生物数量。"具体控制这些害虫的细节，也在本段中有所提及。每一位户主都应该掌握这些细节，尤其是那些有义务处理堆积的马粪，以及那些想要帮助消灭家蝇适宜的繁殖环境的人，这样对于这两类人乃至整个社区都有好处。

在昆虫界，除了家蝇，蚊子是传播疾病最主要的因素。全世界有上千种不同种类的蚊子，它们令人抓狂的叮咬，实在让人心烦。现在已知按蚊（anopheline）与疟疾的传播有确切的关系，而伊蚊（aedes，全名是埃及伊蚊，stegomyia）与黄热病的传染有关。甚至有观点认为，罗马帝国的衰落就与传播疟疾的蚊子有间接关系。

有关这些昆虫有趣且有意义的生活习性，以及如何控制它们，在霍华德的两本出版物中有具体描述。[8]

疟疾主要由血液内的寄生虫引起，它们以红细胞为食。该疾病主要是通过按蚊进行传播，再次引用霍华德的话[9]："当一只可以传播疟疾的按蚊正好吸食了患病病人的血液，那么这些带有寄生虫的血液就进入了按蚊的肚子里。

"如果不同性别的寄生虫在一起，那么它们会马上结合，而该寄生虫会在按蚊体内经历一系列变化，从而穿过按蚊的胃部并黏附在外部表面。

"在这些位置,寄生虫会在这些适宜的环境下生长一个星期左右,期间会产生大量的孢子。

"于是这些孢子会通过各种体腔进入到按蚊的唾液腺中,这些腺体可以分泌按蚊叮咬人类时所必需的液体,也就是会引起人们瘙痒的物质。

"当一只按蚊在叮咬了含有疟疾的病人,而且同时吸食了不同性别的寄生虫,在一个星期之后再去叮咬另一个健康人的时候,就会把带有孢子的唾液一起注入这位健康人的血液中。而这些孢子就会引起或可能引起疟疾。所以说疟疾的寄生虫通过人传给按蚊,然后再由按蚊传给其他人的。

"疟疾热就是一种传染性疾病,通过按蚊从病人传染给健康人,而且只能通过这种途径传播……传播寄生虫的蚊子主要在湿地或沼泽地及河流中生长。

"它们通常在夜晚从栖息地中飞出,进入临近的房屋吸食居民,一个接着一个叮咬,通常能存活数周或数月。

"如果这些人当中存在感染疟疾的病人,那么按蚊叮咬他后也会被感染,并最终传播给其他按蚊以及整个社区。

"很快整个社区就会被感染,该地区会被称为疟疾感染地区。在这类地区内,能找到25%或25%以上被疟原虫感染的按蚊。

"在疟疾感染地区,按蚊也会叮咬新生儿,导致该地区的新生儿也被感染。这些孩子如果不进行正确治疗的话,会保持多年感染状态。他们会有贫血以及脾肿大的症状,当然也会将疟疾传染给其他人。在这类地区内,通常所有孩子都带有疟原虫或脾肿大。

"在这类地区内,感染通过按蚊从年龄大一些的孩子或成人传染给新生儿,让这个地区长时间或几乎一直都有疟疾感染。"

按蚊存在于美国北部和南部诸州,它们可以通过以下两个特点与普通蚊子进行区分,其一是按蚊的翅膀看的不太清楚,而且停留在墙上时,按蚊与墙面的有一定倾斜角度,而普通蚊子与墙面是保持平行的。

传播黄热病的伊蚊是一种热带品种,然而,它们可以通过轮船和火车,从自己的栖息地传播到很远的地方,这也解释了在费城以及其他北部城市爆发黄热病的原因。伊蚊传播黄热病的过程与按蚊传播疟疾寄生虫的方式差不多相同,伊蚊要被感染,就要在疾病前两三天中吸取病人的血液。在吸取病人的血液后,在十一天之内,它都无法将疾病传给健康人,但是十一天之后,该伊蚊将会成为黄热病的携带者并进行传播。

与按蚊相比,伊蚊的体积更小,它有非常显著的特征,但是必须要通过镜头才能看清外貌。伊蚊的腿部有着黑或白的条纹,而雄性的长触须[10]有着相同的特点。

霍华德说道:"本质上来说,伊蚊是一种城镇型蚊子,幼虫实际上只在室内外的人工储水器中可以找到。也可以说,即便处于房子附近,伊蚊的幼虫在沼泽、水潭或者是临时的水坑中也是找不到的。在热带地区,土质的储水罐通常是伊蚊幼虫的良好生存环境。类似于新奥尔良、加尔维斯顿和莫比亚等南部城市的雨水储存器为伊蚊提供了所需的大量资源。幼虫还能在以下位置被发现:雨水的排水槽、铁罐、污水池、马匹饲料槽、马桶的储水罐、定点洗手池的排水瓣、墓地的茶缸、教堂的圣水洗礼盆、储水罐下的积累的水潭、鸡圈的接水盘以及磨石的储水器中。"

每一位房主都应该采取尽可能的防范措施来杜绝家蝇和蚊子传染疾病的可能媒介。有必要采取合理的方法和时间封闭住所,当暴露在这些害虫的骚扰之下时,使用驱虫剂可以让人们远离害虫的侵扰,如香茅油或薄荷油,在露营或旅游外套上应该有显著的屏障或细网,良好的筛孔可以有效地阻挡伊蚊。

　　消灭这些疾病携带者并不是靠一两个人就可以完成的任务,应该由整个社区出台一系列措施和政策,并长期执行,而不是短短的推行数周或只是在夏季打出"打击蚊蝇"的口号。应当是常年执行,并一直持续到这些病毒携带者的栖息地被完全消灭。

　　在普通的预防计划中,意识到并提供有关啮齿类动物产生的潜在危险是很重要的。这里提到的啮齿类动物,不仅是指普通的家鼠和老鼠,还包括松鼠、土拨鼠,以及一部分森林和沼泽鼠,而这些也是大部分住户所不熟悉的。这些生物是一些寄生虫的宿主,包括跳蚤和蜱,传播黑死病、肺炎鼠疫还有洛基山斑疹热的细菌。

　　鼠疫通过跳蚤在老鼠之间相互传播扩散,并由老鼠传染给人类。当这些鼠疫杆菌主要存在于腺体中时,这种疾病被称为黑死病;当存在于肺部时,就被称为肺炎型鼠疫。后者是一种非常危险的形式,因为其可以通过呼吸在人类之间传染。

　　1900 年,旧金山市爆发了美国的首次黑死病。一直持续到 1904 年,疾病在沉寂下来之后,又于 1907 年再次爆发。一开始只是限定在该地区的老鼠,但是到了 1907 年,也传染到了松鼠身上,导致西海岸的啮齿类动物都在传播疾病。

　　这是一个独特的例子,该疾病有着很长一段时间的静止期,尽管在这期间疾病存在于啮齿类宿主身上,在人之间几乎没有征象。但是,当积攒到相当强的毒性之后,就会突然以传染病的形式大范围快速地传播。在过去,有上百万人被这种恐怖的瘟疫夺走性命。十四世纪,欧洲遭受到了毁灭性的打击,该瘟疫造成了大约两千五百万人死亡,是一些国家三分之二或四分之三的人口。在美国大部分地区,有着相当数量的家鼠以及各种大量的野生啮齿类动物,这使疾病大范围的爆发有了媒介,而这样的爆发会以惊人的方式摧毁人类的生活。

　　洛基山斑疹热主要通过一种蜱传播,在专业领域被称为安氏革蜱（Dermacentor venustus）。这些蜱感染啮齿类以及生活在西北地区的老鼠，尤其是山区中的老鼠。因为只有很小的一部分蜱被感染，所以被叮咬的人类也很少会被感染。

老鼠和家鼠是非常令人憎恶的生物，其没有任何好的品质。很大程度上来讲，它们就是寄生虫，靠人类未保护的食物以及未处理的垃圾为生，他们不仅吃食物，还糟蹋食物。在美国，老鼠和家鼠每年损坏农作物以及其他财产的总价值在两亿美元左右。老鼠的最爱就是污秽，而且从其恶心的栖息地中传播疾病的细菌，在途中污染人类的食物并且传播疾病。

家里的物品应该被保护起来，因为老鼠和家鼠很难从源头上消灭，只要有食物，它们就能生存。食物应该放到便宜的防鼠容器中，如果有必要应该再加上金属网。垃圾应该在回收之前保存在密闭的容器中，若没有有效公共处理的地区则应该尽快焚烧掉。

每一位户主都应该采取任何可能的措施来避免被啮齿类动物感染疾病，要早在它们寻觅栖息地的时候消灭它们。仅将它们赶到房子外面是不够的，还应将它们从马厩、鸡圈以及其他外部建筑中清除，如果它们在周边形成了一个族群，那么各家之间应该一起合作来消灭它们。这些生物与家庭乃至整个社区的健康有着十分紧密的关系，应该明确地告知大家，控制这些生物的数量可以避免感染多种疾病的危险。兰兹（Lantz）[11]认为："如果将现在用在对抗老鼠的资金的一半用在合理的规划和认真灭鼠上，那么在几年之内，很有可能会消除国家里最严重的动物灾害，至少把它们造成的破坏减少90％，而且让全国从黑死病的恐惧中解脱出来。"[12]

在之前的段落中我们说到，要试图指出家庭和个人对疾病传播给予关注的重要性，同时指出这样的关注对个人和家庭健康的影响。这样看来，对于疾病的治疗会很自然的联系到疾病的扩散，以及一部分常见昆虫和动物的生活形态。我们已经讨论了个人卫生的一般特点,以及将疾病携带者从危险源头清除出社区和房子的优点。现在我们将进入自我治疗用药的讨论,这一过程主要涉及个人患病之后其可能扮演的角色。

记住本章开端引用的威尔伯特的观点,对个人来讲,最先也可能是最需要辨别的是哪些疾病不需要处理,哪些疾病需要自己用药。需要知道的疾病包括传染性疾病,如猩红热、麻疹、白喉、脑膜炎、小儿麻痹症、脊髓灰质炎、伤寒症、流感、丹毒、破伤风、疟疾、肺结核以及肺痨;还有一部分胃肠道疾病,如急性痢疾、霍乱和溃疡;慢性肾炎或布莱特肾病的症状——蛋白尿;尿毒症、糖尿病及大部分与肾有关的慢性疾病;心脏的不适;恶性贫血、白血病以及任何原因不明的血液损伤疾病;癫痫以及舞蹈病,或被称为圣维斯特舞蹈病;以及所谓的社会疾病(性病)——梅毒、淋病以及软下疳;癌症以及其他病态的增生。

传染性疾病很明显需要隔离,当然疟疾、丹毒、破伤风以及肺结核除外。白喉最合理的治疗就是注射抗毒素,对破伤风也同样适用,建议在创伤之后尽快注射抗毒素。伤寒需要谨慎处理,应该让医生来决定是否要使用肠道抗菌剂,包括过氧化乙酰苯甲酰和过氧化丁二酰,大量的事例证明二者可以缓解肠道内的急性症状以及缩短病程。当感染疟疾之后,应当针对寄生虫采取相应措施,但是也要注意防止接触按蚊,因为前面有提到按蚊是传播疟疾的唯一途径。

如果是孩子得了流行性腮腺炎,那么该传染病并不需要太多的治疗,主要是将孩子与他人隔离,以及避免接触潮湿和极端温度的地方。如果肿胀非常明显,且患者在移动时感到不适,那么可以用绷带从下巴绑至头顶拖住腺体,并用吸收性强的棉花制成软垫,直接放置在肿胀处。定期使用温热的橄榄油或棉花籽油擦拭,可以有利于放松紧绷的皮肤。如果是成人患病,尤其是青年男性,还应当注意观察心脏情况,在性成熟的男性身上,睾丸很有可能变得肿大。以上两种情况都需要医生处理。

　　社会疾病(性病)的普遍流行,究其原因很大程度上是因为,所谓的文明国家,有不成文的习俗来掩盖表达这样的疾病使之变得含糊不清。这种沉默有害而无益,不仅仅是让不知情的人在患病时才知道在他或她之前有很多类似的患者,还因为虚荣心作祟而使得患者无法及时就医治疗。幸运的是,启蒙教育正在冲破无知的桎梏,十年前还被视为禁忌的话题,现在已经可以自由的宣传和讨论。淋病和梅毒,与疟疾和伤寒类似,最好的应对措施就是不患病,这也是每个人在预防工作上应尽的义务。淋病主要通过性传播,而梅毒不仅是由于性器官的接触,还可能是不小心使用相同的毛巾、喝水杯以及马桶。当有了可疑接触之后,应当及时就医并进行常规流产。当真正感染后,应当毫不犹豫地进行相应的治疗程序。对于年青一代,在性发育之前和对异性产生好奇之时,家庭和学校应进行恰当的引导,可以进一步减少性病带来的伤害。每位家长和教师应当人手一份由美国医疗协会提供的宣传手册[13],其中包含关于性病的危害,以及对年青一代在以后的生活中应当注意的事项。这种手册实际上是有卖的,并且每个人都应该有一份。

　　现在我们来说一些经常出现的小病的对策,很明显,大部分人都会在自己的家中备上一些药,用来对付感冒、头痛、消化不良、便秘以及风湿病。在很多情况下,病人对于自己的治疗可能出现的反应有最好的判断。而仅仅依赖自我药物治疗来处理小病引起的其他症状,抑或是为了消除一些症状可能的病因,这是不对的,尤其是当这些疾病发展成了慢性疾病的时候。

　　感冒可以由各种原因造成,其常常是可预见的,主要因为扁桃体发炎或是某个系统的状况变差。通常缓解症状的时候都会加上辅助性治疗,但是家庭的医药箱里还是应该包括一整套对抗感冒的药物,用来应对包括突然出现的鼻塞或头痛,缓解像咳嗽、喉痛或胸痛等一系列由感冒引起的症状。这在医师不能及时赶到的地方尤为重要,还有那些需要在极端条件下工作或是需要付出高强度劳动力的人。

头痛一般由某些系统失常引起的，显然合理的治疗就能解除病因。然而，没有理由让人在确诊之前一直忍受急性头痛的痛苦，尤其是可以从多种治疗中得到快速缓解的头痛。当头痛是因为异常环境和情况引起，包括体力透支、不健康饮食、长时间待在通风不好的房间以及突然患上感冒等时，这些情况都会在简单的治疗之后得到缓解并不再复发。如果频繁间断的遭受刺激，并且发现了更深的病因，则应该采取有效措施移除病因。头痛也可能因体内肠道和肝脏的失常而发生，或者是因为肾脏功能失常、贫血、心脏功能错乱、眼耳的异常、神经痛、视疲劳、梅毒或是肿瘤。

风湿病实际上是一个模糊的词语，对于普通人而言，这意味着伴有关节和肌肉疼痛的某种不确定的情况。实际上，风湿病分为好多种，有些是像淋病等感染疾病引起的并发症，这需要专业医师帮助进行对症治疗。急性关节性风湿是关节的一种感染状态，在成人中并不严重，如果没有其他并发症，通常普通的"风湿类"药物治疗就可以很好的缓解症状。如果是孩童发病，那么就需要额外关注，因为有可能影响到心脏的功能。当疾病进入到慢性时期，可能会发生代谢紊乱，实际上，如果消化器官和肾脏不能正常工作，任何治疗都是无用的。痛风不再是风湿病的一种，它主要是因为无法吸收肉类食物中的普通成分，因此最终要通过调整饮食的方案来解决，通过改变饮食结构，寻找可以代替肉类中必要的营养和能量的食物。通过涂抹油和擦剂可以在很大程度上缓解风湿病中的周身疼痛，而这些药品在周边的药店就可以买到，患者可以根据情况自己涂抹，或者由他人帮忙。风湿病患者应当尽可能避免接触极端寒冷和潮湿的地方，并减少患部可能遭受的压力。

尽管神经炎主要是影响神经系统的疾病，通常都会伴有风湿病，主要是因为手臂遭受神经损伤或过度劳累。曲柄转动汽车，或者是挂挡，都有可能导致神经炎的发生。当然也会因为酒精或烟草的毒性引起，还有慢性关节炎、风湿病以及痛风也能引起神经炎。当肾脏和消化道的功能恢复到原本的平衡点、排出了致病性毒素、产生损伤和压力消除之后，患者就会痊愈。治疗手段和处理急性风湿病的方法相似，普通药物可以缓解无法忍受的疼痛，而休息和睡眠可以通过安眠药或巴比妥的帮助恢复。用热盐袋热敷手臂或任何由风湿病引起的疼痛部位，都有着很好的缓解效果，而睡前使用还会帮助睡眠。

神经痛也与神经系统有关，通常也会伴有风湿病，但是神经痛却是由很多不同的病因引起的，在永久消除病因之前都要接受合理的治疗。家用药物可以缓解疾病带来的急性症状，正如可以缓解神经炎和让人头疼的风湿病引起的病痛一样，但是如果没有及时采取根治的疗法，那么神经痛引起的深层次影响就需要进一步治疗。

消化不良对于普通人而言，可能是最不受欢迎的，除非病情到了不可忍受的地步，一般人都会将其当作日常生活中的小毛病，忍忍就过去了。除非患者身体一直不适才会想改变自己的坏习惯，一旦身体的不适得到缓解或者诱惑出现，患者就会忘记当初的决心，让自己再一次陷入引起不适的循环中去。因此药店的药架上放满了各种药片、药丸以及药粉，用来缓解人们肚子的不适和疼痛。

消化不良不仅是由不注意日常饮食引起的，也常由消化系统损伤引起，除非采取可以纠正损伤的手段，否则患者需要一直补充缺乏的元素或从平常的饮食中剔除引起不适的食物。消化过程从嘴巴开始，唾液中的淀粉酶将含淀粉的食物转化成糖，为系统进一步吸收做准备。在胃部，胃壁产生的胃蛋白酶会将结构复杂的蛋白质分解成结构简单的含氮化合物，这些化合物将会经肠道吸收到血液中，并作为整个身体的基础物质运送到全身。胰液在肠道完成所有的消化程序，这里胰液将食物中的脂肪和其他没有被消化的淀粉打碎，变成结构更简单和更容易代谢的物质。所以，如果诊断出消化系统的消化功能出现了问题，了解缺少哪类物质非常重要，这样可以更精准地提供人工替代物。而消化不良有时会被某些种类的便秘影响，甚至被误诊为便秘，所以在恢复健康的时候要谨记这一点。

通常治疗消化性疾病的药物中，含有治疗消化不良患者所需的元素，还会加入一些珍贵的元素以增强腺体分泌消化液和杀菌液。

饮食不规律、消化功能受损或是暴饮暴食，都会使胆管出现一些症状，我们对此都比较熟悉。不同的人症状也不一样，但是大部分都会出现头痛头晕、呆滞、身体不适、嘴内苦涩以及可能出现的皮肤泛黄和眼睛泛白。随后会出现便秘，而且除非在早期接受相应的治疗，当刺激持续叠加，会出现严重的头痛的症状。

现在有上千种不同药物来预防和缓解胆管症状和便秘，常以某种组合的药品形式进行治疗，如知名的泻药、肝脏刺激剂以及苦味补养药，但是在各种复杂的组合当中，患者总会找到最能缓解自己症状的组合。有些患者靠氯化亚汞，有些靠盐类泻药，总之，患者可以根据自身情况选择不同的药物组合，包括药鼠李、盾叶鬼臼（podophyllum）、芦荟素、番泻叶、颠茄、马钱子以及番木鳖碱等药物。

我们在前一章节讨论过，便秘是一个国家性的疾病，它不仅包括我们已经讨论过的不适，还源于我们大部分人都处于一个久坐的状态，除了在赶出租车或地铁，抑或是在驾驶汽车的时候，懒惰和对所谓"现代"生活的误解是其发病最主要的原因。还因为身体液体补充不足，从而减少了消化液的分泌；可能是因为平滑肌虚弱；也可能是因为大肠神经出现了问题；还有可能是其他肠道系统出现的问题。或是因为摄入了大量导致便秘的食物，抑或是缺少粗纤维、水果和新鲜蔬菜的饮食。

如果诱因是人为因素，那么应该及时消除病因或补充相应的元素。最重要的是要养成良好的习惯，而且在这个开明的时代，没有理由忽视机体的自然功能。

引用黑尔的话[14]："使用药物缓解便秘主要可以分为两大部分，第一类是清空已经被填满的肠道；第二类是通过药物的使用，可以影响肠道从而使其恢复功能，或者说是用药来治疗而不是仅仅是改善状态。第一类药包括各类的盐类泻药、泻药、苦西瓜（colocynth）、番泻叶（senna）、水银、蓖麻油以及大黄（rhubarb）；第二类药包括芦荟、药鼠李皮、酚酞（phenolphthalein）、欧鼠李（rhamnus frangula，又叫鼠李，buckthorn）、磷酸三钠以及小剂量的盾叶鬼臼树脂（podophyllin）。医师应当清楚，排便是贯穿整个生命的一项正常生命活动，但是如果像刺激心脏和呼吸兴奋剂一样不停地刺激肠道蠕动，是非常愚蠢的。

"尽管很多患者长时间服用盐类泻药，但是如果摄入的是固体状态的药物，那么将会给胃肠道带来很大的伤害，药物被患者的血液和盐分所稀释，从而降低其效力，也使患者出现乏力的症状，长期使用还会导致贫血。这种盐类药物应该只在一些特定的情况下使用，比如需要清除大量积累在肠道内的残渣，抑或是需要排出某种造成身体不适的物质。"

为应对各种原因导致的急症以及一些急需药物处理的意外事故，一般家庭都会备有一些药品。有孩子的家庭会将治疗格鲁布性喉头炎（croup）和百日咳的药物放置在急救箱的显眼处；舒缓糖浆和相关合剂是处理小儿疝气以及成人急性不适的必备良药；卡伦油（carron oil）、食用苏打、硬脂酸锌（zinc stearate）以及苦味酸（picric acid dressings）可以很好地处理烧伤；山金车酊（arnica tincture）可以很好地处理淤青；对于擦伤和切口，碘酒和碘麝香草酚加上吸收性良好的棉花和各类绷带就可以很好地应对；解毒剂可以很好地处理普通毒素和蛇咬伤口；氨水和润肤液可以很好地中和各类蚊虫叮咬；金缕梅胶冻（witch hazel jelly）可以缓解晒伤的不适；而这些都是可以应对平常家庭生活中可能出现的事故和意外。选择一系列适合的药物存放在家中，对于家庭医生也会有很大的帮助，很多时候可能会在关键时刻给医生带来极大的便利。尤其是在偏远地区，因为距离最近的药店可能也有数英里远。

每个人都应该熟悉如何使用解毒剂以应对普通的毒药,并且知道如何处理这些事故。在那些有毒的爬行动物偏多的地区,手边应该常备注射器和一小瓶高锰酸钾,以防意外发生;而到这类地区旅游的时候,也应该在急救箱中备上抗蛇毒血清。

家庭药箱不用成为一个小型的药店,但是如果规划合理,它也会使住户能够针对众多不断出现的紧急情况采取必要的补救措施,能够使房屋主人及时拿到药物。

没有一套外科工具的急救箱不能算是完整的急救箱,这套设备主要是给家庭成员使用的,其中应该包括全套的常用物品、绷带、夹板、苦味酸敷料、杀菌剂和外科用膏药等等,可以在烧伤、割伤、扭伤以及骨折时候应急使用。

我们在之前的章节中推荐的家庭药箱备药名称中,删减了很多知名的药物,但是无须为此感到遗憾。值得注意的是,这里提到的药名都是针对缓解某类疾病的,而与那些成分相同、临时拼凑在一起的药相比,那几种以某些商品名进行销售的特殊药物合剂,有着更高的品质以及更好的药效。制作该类药物的公司掌握着批量生产的工厂,这些药物代表着他们多年的实验和思考的结晶。

有些时候,这些药物的成分只占药物价格中的很小一部分,但是对于所有药物,药物成分的成本也只是价格中的一部分。还有很多昂贵的生产流程,包括药材的混合机稳定可吸收药剂的生产;通常也需要昂贵的溶剂;而且生产方在批量生产和市场销售之前,还需要聘请专业化学家对药品进行谨慎的检测和试验。可以断言,配制一百克同样配方的药物,对其实施相同的监测和维护,其成本远远大于批量生产的药物。

附加的家庭医疗设备中包括了一些可以重复处理特定情况的物品,因此我们寻找了两到三种处理便秘和肝麻痹的盐类泻药及草药制剂,这一举措就是因为个体对于药物的药效有着不同的反应,而家中两人可能会有完全不同的反应。另外,家庭医师可以考虑使用其中的一种,而如果两种药都有,那么他也就不用担心了。

对于生活在农场上的、家中有大量劳工的大家庭,每天都可能会需要从家庭医药箱中取出灵丹妙药来使用。因此,家庭医药箱已经成为现代家庭经济生活中不可取代的物品。

注释:

[1]《男人轶事》(*A Miscellany of Men*),1912 年,前言、第 10 章。

[2]《公众健康报告》(*Public Health Reports*),第 30 卷,第 7 条,1915 年 2 月 12 日。

[3]《医药历史》(*History of Medicine*),1913 年,第 22 页。

[4] 同上。

[5] 同上,第 21 页。

[6] 同上。

[7]《家蝇》,美国农业部农民公告第 851 期,第 13 页。

[8] 美国农业部农民公告第 450 期。

[9] 美国农业部农民公告第 547 期。

[10] 触须是蚊子口周的感受器,呈嘴两旁各有一根。

[11]《家鼠与野鼠》(*House Rats and Mice*)美国农业部年报另行本第 725 篇;美国农业部农民公告第 896 期。

[12] 英格兰在 1920 年通过了《灭鼠法案》。

[13]《男孩性病的危害》(*The Boy's Venereal Peril*),由温菲尔德·I·霍尔博士(Dr. Winfield I. Hall)编制的手册,还有《约翰的假日密友》(*John's VacationChums*)、《生活的困惑》(*Life Problems*)、《医生的女儿》(*The Doctor's Daughter*)。

[14]《实用治疗学》(*Practical Therapeutics*),第 710 页。

第十二章　口红、粉底和胭脂：外表的重要性

　　从古到今，动物的进化使自然界不同的生命活动产生了许多有趣的差别，而不同性别间外表的差别尤为突出。

　　在昆虫界，我们很少能发现同一品种的不同性别之间有何不同，但实际是有区别的，而且区别非常大。下面我们以萤火虫为例来讲解。雄性萤火虫仅仅是普通的飞虫而已，而雌性萤火虫除了没有翅膀而被定义为爬行虫以外，在交配的季节中会发出美丽的荧光，黑夜降临之后，它们发出一种柔和的磷绿色的光，曾经灰色的爬虫立刻成为自然界最美丽的杰作。

　　而在哺乳动物之间，其趋势是雄性动物拥有更靓丽的外表，而雌性通常更为普通，并且体型偏小。鬃毛和气派的外表是成熟狮子威严的一种象征，而雌性狮子仅仅在脖子和肩膀周围有一点稀疏的毛发。公麋鹿成年之后是野外最让人惊叹的动物之一，它有着宽大的掌状犄角，脖子周围还有吊坠，而母性麋鹿并没有犄角，它只有庞大的身躯和突出的鼻口。

　　在鸟类中，雌雄之间有着很大的差异。雄性热带蜂鸟（tropical humming bird）有着鲜艳的颜色以及卓越的外饰，而雌性热带蜂鸟在

色彩和装饰上更为普通。在美国北部人们比较熟悉的品种当中，雄性猩红比蓝雀（scarlet tanager）是一种非常美丽的生物，有着红色的羽毛和黑色的羽翼及尾巴，而雌性全身则呈现一种暗绿色，并没有一丝红色。雄性蓝鸦（indigo bird）正如其名一样，全身都是蓝色，但是雌性蓝鸦的全身是棕色，若单看雌性很难与其配偶联系起来。

我们发现对于人类而言，从六十多万年前人类出现在地球表面上开始，由海德堡（Heidelburg）和皮尔丹（Piltdown）人种到外表上与我们相似的克罗马侬人（Cromagnon），再从十万或十二万年前的新石器时代开端一直到现代文明，不同性别之间的差异一直存在，直到现在我们的女性已经达到了自然创造的极致。

本书并不会讨论性别间的权威问题，关于雄性生物是否比雌性生物更具有权威的问题，应该由社会学家和生物学家在他们的相关领域进行讨论。但是从观赏性的角度来看，尤其是从外表方面来看，男人会同意这一观点，即在动物王国进化的顶端中，女人是至高无上的。

女性的自然美因为人种和民族的不同而有所不同，普遍来讲，身体上的吸引力受限于同一人种或者是同一国籍。人种之间外表的吸引通常是短暂的，而同一人种个体之间的吸引往往是强力且永久的。

自从文明人类出现以来，加强自然美的举动就一直存在，古米堤亚人（Medes）和波斯人的人工装饰物和怪异的头饰，被艺术家用作品永久地记录了下来，并在悠久的历史长河中流传了下来。但是，点缀的程度主要取决于人们看待美的角度，对这一国的人可能是普通的装饰，而对于另一国人可能是荒唐透顶。例如有些部落的惯例是把牙齿尽量熏黑，而对于文明人而言则要尽量保持牙齿洁白。

几年前，沉重的耳环和奇异的梳子还是美国高贵女人的必要装饰，几乎每一个年轻女孩都会经历在耳垂上刺耳洞的痛苦，就是为了在成年之后可以佩戴这种装饰，从而展现她们的魅力。这类附属物的使用渐渐变得不再流行,但是时至今日,偶尔会有复古流行的趋势,扎耳洞的女孩就像几十年前追求人造饰品的人一样显眼。

最突出的是,现代潮流的发展方向主要是为了个人的舒适,女人不再用穿老虎钳一样的紧身胸衣折磨自己,也不会再像绑上外科用的石膏一样,用衣袖和衣领紧紧地包裹住自己的胳膊和脖子。现在服饰的设计是为了活动方便,这也是现代衣裙的首要条件。二十年前的拖尾裙,人们穿上它行走在大街上,会在裙下积累大量的废火柴、雪茄头以及其他的垃圾,而且腿不能自由活动,不过这倒是减轻了街道清洁工的工作。现在更短的服饰将替代之前的拖尾裙,使她们的腿能更自由地运动。

之前靠胸垫、腰垫和其他需要借助外力来展现完美身材的手法,被正常自然的锻炼方法所取代,包括身体锻炼、按摩、体育运动以及游泳。

现代流行的趋势不仅是朝舒适的方向发展,还要考虑穿着者所需要进行的活动和职业,要在体现魅力的同时满足实用性。早期驾驶服饰的设计很怪异,身上的多种累赘装饰也让衣服滑稽到了极点。

曾经外在穿戴方面的潮流理念有些拘谨,而当今的常识和意识则在很大程度上要让女性表现出知性的特质。手把手将女性从原来固有依附的原则思想解放之后,如果可能的话,还会在保持实用性的同时,尽量体现外表的魅力。

身体的吸引力不仅是面部特征的平衡无瑕疵,还包括身体整体的协调,无论身材高矮、体型胖瘦还是金发棕发都应如此。适当地塑造和保持这种能体现女性魅力的身体状况,很大程度上都需要对个人保健及身体的独立自主能力的高度关注。这在自我药物治疗的章节中已经强调,伴随现在教育的优势,还有更多不同的方法来保养身体,这样就不存在不健康的满是头皮屑的头发、油腻或粉刺的皮肤、粗糙的手和参差不齐的指甲、凹陷胸和胸部缩小、臀部和腿部过于肥胖或者是长有老茧的畸形脚的情况了。

二十年前，人们偷偷使用化妆品，为了美化外表，或者遮住身体的部分缺陷，但化妆品的痕迹很明显。那段时间，部分已开化的美国人将凭借面部美妆和人工手段美化自己的身体和外表。

令人高兴的是，由于人们视觉审美的改变，为了吸收过量的汗渍以免让面部成为一面反光镜，女孩子在额头、脸颊和鼻子涂抹粉底的举动不再令人惊讶。另外，她也可以在面颊涂抹与自己自然肤色相近的腮红来保持造型，这也不会受到大家的指责，而这样的妆容哪怕是一些经验老到的人也看不出来她擦了粉。

当代，一位富有和优雅的美国女性代表对于为提升或保持外表而使用药品的接受程度进行了说明，该女性不久前强调到，她相信每个女人都有责任让自己变得漂亮。而她自己也承认，她每天使用的产品绝对不会少于十二种。她的认知是当前化妆品实际应用中的典型代表，也几乎是市场上各种用途和特性的化妆品与彩妆滥用的缩影。

所以我们的目的是为了向人们介绍这些不同化妆品的特点，这些化妆品数量庞大，有着不同的种类和用法，无论穷人还是富人都可以买到适合自己的产品。

在一堆所谓的"美妆专柜"中，不仅有大量用于面部的产品，还有用于头发、手部、指甲、胸部、臀部、腿部和足部的产品。一些抑制过度出汗、缓解晒伤以及祛除雀斑等的产品都包括在各种各样的化妆品中，而且现在洗澡成为一种日常行为，不像以前一周一次，这也带来了多种物品的需求，尤其是对肥皂、沐浴液等洗浴方面的物品的需求。另外，香水和花露水也成为闺房必备。

综上所述，现代家庭中，闺房的壁橱在家中的地位就像家庭医药箱的地位一样重要。

在很多爱刨根问底的人眼里存在一个普遍的认知，即多种用于面部、嘴唇、手部以及指甲的用品都含有有害物质,持续使用对人体或多或少会产生损害。事实上,粉底、口红、面霜等化妆用品,其成分很简单,很少含有对皮肤和面部有害的物质。它们当中没有任何神秘的物质,也没有复杂的物质,当然香水除外,香水中经常混合不同香味的精油,而这是一个产品是否受欢迎的主要原因之一。如果将一批精筛的滑石粉分为外包装完全相同的两部分,一部分含有气味宜人的香味,另一部分没有,那么没有香味的这一部分会烂在柜台上,而另一部分则很快就会卖光。除了很小一部分的心理上的作用,这些香味在产品里没有任何作用,如果在无香味的产品中没有特别吸引人的因素,那么更受欢迎的一定是能刺激人们嗅觉的产品。

当面部化妆品进入到公众的视野以后,毫无疑问,这些产品所产生的伤害很大一部分原因是因为使用者在睡前没有卸妆,或是在使用其他产品之前没有卸妆。相较于现在的产品,在那个年代,颜色的效果主要通过糊剂和面霜来完成,其实就是颜料,通过在面部涂上颜料浸渍粉使人在充满阳光的街道上显得更年轻,抑或在脸上涂抹玫瑰色彩妆来提高皮肤的亮度,并且中和由耀眼的人工荧光在皮肤自然的色素沉着中引起的苍白色。

不久之前,一位年轻的女性不幸地卷入了离岸流中,在其被救起之后,平躺在岸上等待专业人员的帮助,这位清秀的姑娘在该游泳池里也因为美貌一直是人群的中心。而此时她的身体部分呈现出窒息之后的颜色,但是由于其面部涂抹了化妆品,仍保留了以往的红润,并且还是那么吸引人。

当人们在日常生活中大量使用肥皂和水之后,化妆品很少有机会能够永久地残留在皮肤毛孔中。以前存在的那些名声不好的化妆品,主要是因为没有完全卸妆导致面部腺体堵塞,从而造成用户不适和面部损伤。

化妆品有时是破坏肤色的替罪羊,因为有时外部表现的问题有可能是由于体内功能错乱而导致的。在这种情况下，身体机能恢复正常后，面部症状也就消失了。

人们对于易受刺激的肌肤，尤其是高度敏感的肌肤的化妆品的态度比较冷淡。一部分脱毛剂中含有硫酸钡，一种可以溶于水的金属钡盐，对于组织的刺激反应使得它在很多情况下都不能使用。大部分防止汗渍的产品都含有氯化铝，或是其他类似的含有金属的化妆水，不建议在腋窝涂抹这类产品，因为人体的这个部位非常敏感。洗发剂曾经也含有大量的铅盐，是该类产品中最受欢迎的成分。但这类成分会对头皮产生不良刺激，且长期的使用会导致铅中毒，因此这类产品也十分危险。

很多面向公众的染发剂都有一种成分，有机煤焦油的衍生物，被称为对苯二胺(paraphenylene diamine)。这种物质十分危险，因为视神经对于该物质非常敏感。但广告推销商显然很喜欢这种有害物质，因为他们可以在其传单中，通过熟练的文字向消费者传达若有不良反应可以索求退款的字样。

雀斑膏通常都含有氨基氯化汞(ammoniated mercury)或者白降汞(white precipitate)，这是通过沉淀含有过量氨的二氯化物所得到的白色粉剂。在有些地区使用含有这类物质的产品是要遭到大众谴责的，主要是因为大部分人认为这类产品会导致汞中毒。这类祛斑膏是否可以永久有效地改变因色素沉淀导致的斑点异常，是可以公开讨论的，但是使用这类产品是否会有很大的伤害这一问题还值得商榷。上文提到的汞盐几乎不能溶于水，除非进入血液系统或是误食进入胃肠道，否则它几乎不会产生任何症状或汞中毒。

市场上所销售的化妆品，其提纯工艺和成分质量会有所不同，各式各样的化妆品吸引着消费者的目光。但是，正如我们已经分析到的，各种产品的成分通常都是简单的成分，而且，即便各种面霜、粉剂或生发液有着上千种不同的品牌，它们的成分也几乎相同。成本会因为提纯的工艺和原料的质量不同而有所不同,但是,售价更多是由包装以及销售的特点来决定的,很少由制造的成本决定。例如,厕所肥皂的制作程序已经非常标准了,以至于除了香味的价值,卖两毛五的肥皂成本并不比卖一块的肥皂成本低。但是,消费者可能更倾向于包装精美且售价高的肥皂,而不是包装简陋且售价低的肥皂。

在众多的洗浴用品中,浴盐首先引起了我们的关注。有些是以粉剂形式推出,通常含有香味和色彩,从而提升产品的感官效果。再次说明,这类产品通常是以良好的晶体形式呈现。这类粉剂一般都含有碳酸氢钠或普通小苏打,透明的产品都有普通的碳酸苏打,还会在其中加一部分氯化钠,一般情形下就是透明状态。

有些浴盐由粉剂和药片联合组成,前者包括普通的碳酸氢盐,后者包括溶解的硫酸氢钠。产品应用的时候,先淋湿身体并溶解粉剂,然后在浴缸底部间隔放入药片。洗澡的人应该躺下并完全沉浸于含盐的水中才能有"效果",包括逐渐出现的碳酸蒸汽,这主要是由酸性的硫酸钠与碱性的碳酸氢盐反应所形成的。

所有的厕所肥皂基本上都由同一种配方制成,主要是脂肪酸与溶于水的火碱中和的混合物,而粗制的肥皂就是将反应的产物从液体中分离而成。脂肪酸属于一个庞大的有机化合物家族,通常从椰子油、半固态淡油、硬化的棉花种子、橄榄油或者是其他淡油中提取。硬化的过程是相对近期的发明,包括释放自由氢离子使其与油接触,最终让氢离子进入油分子当中,或者用化学术语——浸透到当中,将其从流动的液体转化成凝固的油膏。它与植物性白油(Crisco)的主要成分一致。

脂肪是含有甘油的脂肪酸化合物,当与热的苛性碱反应时,甘油与脂肪酸会断裂,甘油会从脂肪中被剔除,而此时碱金属会与脂肪酸结合从而形成肥皂,所以说肥皂就是脂肪酸盐。用火碱制成的被称为钠皂或硬皂,而用苛性钾制成的则称为软皂。

有些工厂会在脂肪酸与碱结合之前先将其从脂肪中分离出来，而有的工作则直接用脂肪加工。甘油就是肥皂工业的副产品，每年都会回收大量的甘油。

为了制造高品质的肥皂，反应中得到的粗糙产品会被移至烘干机，在这里大部分水分会被蒸发，此时如有需要，产品会被重新研磨成粉。通常会使用一定的装置使其保持质地均一，此后与适合剂量的芳香剂混合并压制成合适的块状。在研磨的过程中，通常加入氧化锌、硼砂、石炭酸、杂酚油、焦油、普鲁士蓝以及其他一系列的杀菌剂成分，从而构成市面上销售的洗脸皂的或医用肥皂。手用的肥皂通常会有高含量的细沙。

大部分过氧化物肥皂仅仅是在名字中有"过氧化物"。过氧化物是非常不稳定的物质，如果加入过氧化物的话，它们一定会在加工的过程中或者是肥皂储存的过程中转化为其他更稳定的物质，一些加入了过氧化锌的肥皂，最终发现也都会发生氧化反应，所以也缺少含有过氧化物的特点。

现在，我们要开始对大量用于身体不同部位的特殊产品进行探究，我们先从头发和头皮开始。

女性十分珍视她们的头发，这一点毋庸置疑。当发质健康、生长浓密并且带有光泽和弹性，这在很大程度上让人联想到清秀的面部特点，产生良好的个人吸引力。这一论点着重指出了最近人们显而易见的一些荒诞的时尚潮流，当女孩剪掉耳朵以下的头发之后，她们独有的高贵和典雅瞬间变为可笑的漫画风格。

头发既有弹性又有光泽，一定伴有健康身体，但是对于累积的纤维分泌油脂以及外界的灰尘和尘土，则需要定期清洗，但是纤维的分泌是持续且平缓的，在有些季节当中，掉落的头发也意味着新头发的生长。这种情形也会让人产生长期的忧虑。

洗发水肥皂和特质的用来清除尘土和积累污物的药皂，在本质上与肥皂并没有任何区别。例如,它们有些可能会含有一小部分皂皮(soap bark),用来产生泡沫,除此之外,它们与我们之前描述过的肥皂制造的工艺一模一样。皂皮主要来自皂树皮(quillaia),产于智利和秘鲁。其中含有一种被称为皂苷(saponin)的物质,其结构也比较复杂。当皂苷与水混合之后进行搅拌就可以产生美妙的泡沫,也正是因此特质而使其得到现在的名字,而产生皂苷的原材料就只能叫作皂皮。

大部分洗发液和洗发粉都是肥皂和碳酸钠或碳酸钾的混合物,有时会加入硼砂,还会有焦油或一些抑菌剂,但是都是非常简单的结构。而这些洗发用品的宣传语中经常会声明使用普通肥皂、硼砂或是轻度碱的危害性,但是它们自己本身大部分就是由相似物质构成的。

与其他用于头发的产品相比,护发素和祛除头皮屑的产品成分相对复杂一些,它们通常是稀醇溶液与下列材料的混合:奎宁盐或金鸡纳浸膏,其中包括奎宁、毛果芸香碱盐(pilocarpin salt)或是金鸡纳浸膏药物的提取物(毛果芸香)、鼠尾草提取物、水杨酸(salicylic acid)、间苯二酚(resorcin)、石炭酸、三氯乙醛、辣椒属植物(capsicum)、斑蝥、甘油、三氧化二砷(arsenic)、铅、硫黄。头皮的按摩是使用这些滋补物和祛除剂的最好的帮手,当然,它们的成分也能起到作用。当涉及铅的时候,其唯一的效果是通过纤维与黑色铅的硫化物结合使头发变黑,但是这并不是头发和头皮的滋补剂,而是一种染发剂。

染发剂分很多不同的种类,有可以染出丰富的紫铜色,光泽到灿烂紫貂的散沫花染料;还有金属染料,例如铅与硫化物的混合剂;当然还有一些组合剂,如煤焦油的衍生物或其他可以固定颜色的成分。散沫花染料被证明是单一染色剂中对头发伤害最小的染发剂,因为头发对铅或苯的衍生物都很敏感。根据历史记载,埃及艳后是最早使用散沫花染料的人，而现在埃及依然是该产品的原料供应地。它是一种指甲花的叶子，后者含有一种强力染色特性的黄色物质。散沫花染料的染色效果主要来自其叶子天然的染色效果，而深色效果的染料则含有一些铜盐。

使头发蓬松的粉剂通常含有鸢尾根（orris root）、淀粉和滑石粉，它们的目的就是吸收头发的油脂和水分，而滑石粉在没有黏附效果的时候就是天然的润滑油。当祛除头发中保持其湿润和光滑的物质之后，就会呈现出蓬松的感觉，并表现出蓬蓬的模样。

说了这么多护发美发的原则，接下来我们会介绍用于面部和身体其他部位的产品。

粉剂首先进入了我们的视野，我们会将专为面部设计的粉剂与全身应用的粉剂一同进行相关分析。大部分粉剂的基底就是滑石粉，产自世界各地。在制造粉剂的时候，滑石粉的使用需要非常谨慎，质量最好的是纯白色的，里面不包含沙砾，并且通过研磨使其呈现一种非常细致的状态。细微颗粒的分离受到水流和气流的影响，大颗粒会从细微的、极轻的颗粒中分离出来。

爽身粉可能是单独的滑石粉，也可能是滑石粉与硼酸、氧化锌、淀粉、碳酸钙或鸢尾根粉的任一组合。作为一项规定，氧化锌和碳酸钙很少用在爽身粉中，但是扑面粉当中会有其中一种或两种都有。面霜和扑面粉都有着相同的特点，都包含滑石粉，但是与滑石粉组合的更多是氧化锌和碳酸钙，而不是淀粉和硼酸。

扑面粉可能还包括现在已经广泛使用的人工精致染色剂，通常都是煤焦油的衍生物，而且它们只需要很少的用量就能达到所需的效果，以至于根本不考虑对使用者的危害。它们可以通过洗浴快速从身体上清除，并不像以前的涂料，也不会堵塞毛孔影响面部腺体的功能。

硬脂酸锌有令人满意的润滑和柔顺的粉剂效果，其黏附效果也比滑石粉或氧化锌要好，而且应用在浅色肤色上能保持更长时间。这些粉剂能很好地缓解晒伤引起的不适，在早期大量的干性碳酸氢钠产品也一样能有效地缓解不适，并且可以减少水疱的形成。后来润肤露、胶状甘油、爱尔兰苔黏液（Irish moss mucilage）和硼酸的应用也有很好的效果，随后还有硬脂酸锌和滑石粉组成的粉剂，可以很快地将皮肤修复到正常的水平。

面霜和身体乳主要有四种类型，真正的冷霜主要由油脂含量高的材料制成，例如凡士林或矿脂、羊毛脂或猪油，而不含油脂的霜主要由肥皂和甘油作为主要成分。随后还有潮湿的酪蛋白霜和液体乳，一部分液体乳归为上面提到的第二类，但是有一种液体乳是由胶浆作为基础，润肤的部分由温柏树种子或爱尔兰苔的提取物制成。

油脂膏的基本构成主要包括我们之前提到的凡士林、羊毛脂或猪油，在高档品牌中，只会用最纯的油脂，而其他品牌则会产生腐臭的气味，当香味挥发完之后用起来会很不舒服。在有些身体乳中会含有凡士林和羊毛脂，这类身体乳通常作为护肤霜，推荐用于滋养胸部、臀部和腿部。到目前为止，这些所谓的"护肤霜"会软化组织，并且在伴有按摩的流程下可以刺激周围的血液循环和腺体自然的分泌，也可以间接地提升细胞活性从而刺激发育。但是作为皮肤和肉体的直接营养，它们是没有效果的，没有任何营养可以用于身体特殊部位。身体组织的成长主要通过吸收肠道消化的食物，以及血液循环输送给体细胞的各种营养。

有些树胶均含有基本油脂，但含水比例有所不同，比如西黄蓍胶（tragacanth）、阿拉伯树胶（acacia）、鲸蜡（spermaceti）、蜂蜡（beeswax）和石蜡（paraffin）。香味往往决定产品的特点。通常使用带旋转刀片的机器对树胶进行彻底的混合从而使其成分均匀，而润滑性则是通过一种涂料研磨机将混合物进行加工后得到的。

在不含油脂的霜中，将肥皂和甘油在水中进行敲打，直到混合物软硬适中后加入香精和其他特殊的材料，如硼酸。氧化锌通常会加入到不含油脂的霜中，而真正的冷霜中偶尔也会有氧化锌的身影。

过氧化氢乳霜曾经风靡一时，但是很快就不流行了，不稳定的过氧化物会很快发生反应转变为更为稳定的其他物质，任何过氧化物所拥有的特点就不复存在了。

在一些耸人听闻的表述中，提到一部分霜会加速面部毛发的生长，从而导致了很多不安的情绪出现。当时的做法是，在该霜的文字声明中指出不会促进面部毛发的生长，并且警告用户不要与一些特定产品混用。但是实际上并没有一款面霜类产品，或是其他产品会促进毛发的生长，虽然对一些部位的按摩可能造成毛发的生长，但这是因为按摩促进血液循环的结果，而不是面霜所造成的。

用于美白皮肤的产品，一种是临时加入毛孔中的白色粉剂，一种是硼砂，一种是由亚硫酸盐或硫代硫酸钠组成的颜料。这类产品通常以液体形式呈现，它们的效果并不是真正的漂白，也不是逆转色素沉着。灰黄、苍白的面容，或者是病态的黄色面容，是因为没有锻炼和合理的处理久坐的生活，还有可能是没有合理的饮食，或者是胃肠道的代谢紊乱，而这些都只能通过消除病因才能真正缓解，使用这类产品只能暂时缓解。而且这类产品并不能消除真正的健康棕色，也不能产生病态的苍白色，这也是老板和周围人应该感到惊叹的。

与美白产品相关的一起事故值得一提，华盛顿的化学局当时正准备销毁一批过时的样品，这批样品违反了部分《食物标准法规》(the Pure Food Law)的规定。在那批样品中，有一瓶大肆宣传过的美白产品，其实也就是溶解于柑橘花的硼酸，当时混在了其他的一些错贴商标的产品当中，其中一名调色师私自拿走了这批样品，当他被发现后，面对询问，他的动机居然是认为该样品可以让他的皮肤更白。

在那些有特殊用途的产品当中，应当提一下脱发剂。其中一部分是粉剂形式，由硫酸钡和淀粉构成，经常还会加入氧化锌。液体的脱发剂还含有硫化钠,这种脱发剂会加入大量的香味剂,用来盖住可溶性硫化物的臭鸡蛋的气味。这些产品只能去除表面的毛发,之后毛发还会生长,除非发根遭到彻底的破坏,而这类脱发剂并不会涉及表皮以下的功能。完全去除毛发或是抑制毛发生长需要一个非常猛烈的方法,一种蜡状石膏,包含树脂和一些温和的油,例如蓖麻油,并且加入大量香味剂,首先软化石膏然后将其铺在有毛发的皮肤表面。当混合物凝固之后,将其从皮肤表面剥离,连带毛发、发根等全部相关组织就会被全部拔除。

口红和眉笔是脂肪和石蜡的混合物,质地足够坚硬,可以塑形并保持形状。其颜色通常由煤焦油染色剂构成,可溶于油性溶液中。该类产品的稠厚度主要在其表面上色之后会形成一层薄薄的油脂层,随后可以根据需要进行后续的调整和搅拌。

尽管严格意义上牙齿并不是在外部,但是其在面部特征的美观中也有着举足轻重的地位。很多品牌的牙膏和牙粉会让人很迷惑,但是它们的构成基本上都差不多。甘油的存在使得牙膏呈半流质状态,构成牙膏的主体是碳酸氢钙、肥皂、磷酸钙,偶尔有浮石(pumice)。其中会有蔗糖、乳糖,有时还会有一丝糖精的痕迹,所以牙膏的口味很多。有些牙膏使用无害的染色剂对牙膏进行染色,而大部分牙膏都有温和的芳香抑菌剂,包括薄荷醇、麝香草酚、水杨酸甲醇(冬绿油)、肉桂油以及黄樟。一种广为宣传的牙膏则含有氯化钾。胃蛋白酶和一些吐根制剂在一些特殊配方牙膏中也发挥着功效。

普通牙膏的清洁功效主要来自成分中的碳酸氢钙和肥皂粉,与这些大量原料组合的是温和且可以与之在牙膏中稳定存在的抑菌剂。特殊的品牌还会含有没药树粉(myrrh)、少量的甲酚(cresol)和硼酸。

在这些粉剂中可以找到没有转变的过氧化物,这也是唯一拥有真正意义上过氧化物的化妆品。人们发现,硼酸盐(perborate)接触到潮湿环境就会释放氧气,所以考虑到这一特点,可以将过硼酸盐(perborate)作为过氧化物的替代品。另外,过硼酸盐可以展现硼酸和硼砂等抑菌剂的特性。

现在很少有人用液体洁齿剂,其主要由肥皂和溶解于稀释酒精的甘油组成,还添加有与牙膏和牙粉中不同浓度的抑菌剂。通常也会含有没药树的酊剂,而着色的主要是地衣紫(cudbear)、胭脂红(cochineal)、玫红酸(rosolic acid)、甲基橙(methyl orange)以及黄连素(salts of berberin)。

对驻颜和美颜用品进行调查的时候发现,有一种声称可以亮眼明目的产品,同时还能增强眼睛的自然色。随后的内部调查发现,产品中含有溶解于甘油的胃蛋白酶,后者被胭脂红染色,并添加了玫瑰精油调味,如果使用者碰巧有消化不良并伴有肠道原因的目光呆滞,那么这个产品可能还会有点效果,否则它是无用的。

在特别为上肢设计的产品当中,用于腋窝和指甲的产品也许是最有意思的,大量用于手部和手臂的霜和乳液的含量,都与用于面部的没有什么本质上的区别,包括我们已经讨论过的脱发剂。

用于避免腋窝大量出汗的液体,主要含有氯化铝,或者含有溶于水或稀释酒精的氯化锌。香精和色素主要适用于外观的美观,而且有一例还出现使用小剂量的溴化物的现象,可能是为了舒缓可能含有的止血效果带来的不适。乳液中的主要成分都有着缩小接触部位毛孔的特点,止血效果可能还会影响到皮肤表面以下,因为盐都是可溶性的。因此,暂时性的关闭这些天然的开口,身体分泌功能也会受到一定的抑制。但是,当效果过去之后,比如经过一段时间后药物被身体吸收,以及在洗浴过程中被洗掉,正常的功能也就恢复了。

美甲师的专业项目包括美甲和抛光,后者可以让指甲表面更加光泽,还有对指端及角质部分的美白。指甲油只是一层清漆,在指甲表面留下一层防水的颜色涂层。所用的树脂胶溶于酒精或是其他易挥发的液体，一小部分粉色染色剂用来增添手指尖的自然色彩。

有几种不同的抛光剂，以膏状呈现的主要包含氧化锡或硅藻土、精筛浮石或黏土，它们悬浮固定在凡士林或石蜡制成的软膏中，通常用可溶于脂的染色剂着色。粉状的抛光剂由带有小部分油脂的氧化锡或硅藻土制成。指甲石是用同种抛光材料制成的熟石膏（plaster of paris）。它们由模具定型并制成方砖样。

角质软化剂的构成差异明显。大部分含有一些橙酸（orange acid），如草酸或溶于水的柠檬酸。然而，档次高一些的产品有弱碱性的特点，并且含有甘油。在说到这类产品的使用时，有必要谈及一些使用经验来说明对引起身体不适的诱因盲目下结论的危险，而在使用其他化妆品和药物的时候，也可能出现这种身体不适的情况。

在一例关于一个知名品牌的角质软化剂的投诉中说到，该软化剂在日常的使用中给消费者带来严重不便。投诉中还说伴有感染及其他各种不适的症状。该产品的老板是一名人道主义者，同样也是一名精明的商人，他随后决定，如果他的产品确实对人体有害，那么他将把产品下架。唯一验证这些投诉是否真实的做法，就是进行一系列科学的调查，这一调查也得到了老板的授权。先在动物身上开展生理学测试，随后在人体身上实施，结果发现产品不但没有造成投诉中的状况，反而是在改善这些症状。最终，老板通过实验不但证实了他的产品不会造成感染等其他不良症状，而且还在之前没有想到的领域中发挥作用。

用于指甲尖下方部位美白的乳膏通常含有一种很纯正的氧化锌，后者与甘油、白凡士林或羊毛脂相混合，含量与一种肖像画像师使用的特殊种类染料大概一致。

在大量面霜和身体乳特点的讨论中，肯定会提及所谓的丰胸剂和皮肤营养剂。这些产品是用来改变女性相关的身体部位的，而这些部位从完美角度来看能够决定女性的吸引力。上述产品中一定会含有一定量的可可脂,再加上普通的油脂和树胶来构成乳剂的特性。可可脂主要来源于巧克力豆,而不是椰子,因此也被称为可可油,而纯正的可可脂呈现出苍白的黄棕色不透明的状态,带有温和的巧克力气味。体温就可使其溶化,因此身体乳和皮肤营养剂在使用时可以提升它们的柔软性,并且还可能加快吸入组织的速度。

对于女性来说,除了标致的面容以及自然茂密的秀发,匀称的腿脚也是其吸引力不可或缺的因素,标准根据体型因人而异。身体或四肢的形状发育不好,无论是低于正常还是高于正常,大部分都是由于个人的习惯或者是身体的健康造成的。久坐不运动的女性,或者是脾气急躁紧张的女性,包括那些平常带一点小毛病,以及沉溺于食物和汽车的人,其身体的吸引力肯定不能和那些遵循自然规律,保持良好饮食、衣着和运动的女性相比。

脚和踝关节的对称自然是大家的愿望,完成这个愿望主要是靠给脚穿上合适的鞋子。步行探险肯定不能穿高跟鞋和低跟鞋,正如平头靴不宜出现在舞厅一样。可以去适应时尚,但无需改变自己的风格,理智地观察到这一点,那么就可以告别脆弱的关节、扁平足、皮肤硬结和倒甲,还有一系列不舒适的病症。

大部分足粉都是滑石粉和硼酸的混合物,外加麝香草酚和樟脑等温和的抑菌剂,或者有些更复杂的足粉含有硬脂酸锌或氧化锌、丹宁酸(salicylic acid)、水杨酸或明矾。

角质剥脱剂有多种不同的形式,但是它们的功效常依赖于同一种成分:水杨酸,但经常也用大麻的提取物。药膏主要基于用石蜡固定的凡士林和猪油,而液体剥脱剂含有溶解于珂罗锭(collodion)的原料,而膏剂的粘合度主要靠油酸铅、树脂或勃艮第树脂(burgundy pitch)。使用鸡眼膏时经常用甜甜圈形状的容器,并以胶布固定。威利博士曾经评论过一个知名的鸡眼膏,当时医生刚好需要点样品自己用,几周之后,当被问到结果的时候,医生从自己的背心口袋中拿出了那包完整鸡眼膏，并带着微笑说道，无论这鸡眼膏放在哪都能发挥效果，他的鸡眼消失了。

然而，严肃地说，这些辅助品对于足部的健康很重要，如果合理并长期使用，对于去除普通的皮肤硬结、时常发生的极度不适和疼痛的多结节以及抽筋，都有着很大的帮助。

对于提供化妆最后一步的大量化妆水和古龙水，我们需要用一些篇幅来讨论。香水艺术是上天的礼物，想要熟练掌握香水的萃取，需要年复一年的实践。要制成精美的香水，需要把鲜花花瓣和叶子中提取出的香精油仔细混合。压力迫使气流穿过潮湿的叶瓣，蒸馏出精油或精华液。这些蒸发的精华液被压缩，由于不溶于水，精华液会在表面形成一层薄膜，当收集到一定的量后就会将精华液抽走并进行进一步提纯。

一部分精油会装瓶，以浓缩的形态直接使用。例如紫罗兰和玫瑰的精油，后者在几个世纪的商业文章中被称为玫瑰油（attar 或 otto of roses）。

一些更精致的香水精油很难在不伤害自身特点的情况下进行蒸馏提取，所以它们的萃取需要靠一个被称为花香提取法的流程。鲜花层和高纯度油脂层二者交替叠加，由油脂逐渐吸取鲜花的芳香。当鲜花已经没有香味之后，拿出油脂吸取另一批鲜花，如果油脂已经饱和，那么将其收集之后为随后的香水加工作准备。

然而，现在市场上很大一部分香水以及化妆水的浓缩精油和精华，都由人造物质组成。主要包括有机物家族中很大一部分化学物质，有些是醇类家族，有些是乙醛和酮类家族，还有些是酯、苯酚以及苯酚醚。一大部分人工合成香水浓缩物的基础主要由煤焦油和杂醇油提供。一种人工精油被称为紫罗酮（ionone），可以产生浓郁的紫罗兰香气，每年的产量很大，大部分比较便宜的紫罗兰香水都靠这个产生紫罗兰的芬芳香味。

香水在混合的时候，调香师会使用自然或人工的精油，外加花香提取物，而后以合理的比例进行调配，随后将混合物溶于酒精之中。还会根据需要对混合物进行上色，最后将其搁置一段时间待其成熟，最终透明的液体从沉淀物中过滤，然后就可以装瓶销售了。

有些古龙香水是以各种香料为主要味道的混合物，比如秘鲁的芳香香脂和塔鲁香脂、安息香脂（gum benzoin）、苏合香脂（storax）、愈伤草树脂（opopanax）和动物分泌物、麝猫（civet）、龙涎香和麝香等。麝香是一种很强劲的香薰剂，极少的剂量就可以让房间的空气充满长久的香味，最长可达一年，且不会有任何质量损失。

过去的二十五年中，经每十年一次的普查和一些特殊工业中涉及到年度酒精用量的数据调查证实，化妆品的销量增长迅速。

美容院和美发机构现在都位于我们大城市中最时尚的大道上，处于最黄金的位置，它们的设备往往也非常先进，并且从早到晚都有成群的顾客蜂拥而至。这些地方大多都会用自己的产品，甚至有些还会自己生产，但是事实上，美甲师、按摩师和美发师很少知道他们自己产品的具体成分。但是，无论是美容院的产品，还是闺房的浴室里的这些盥洗用的日常物品，已经在很大程度上烘托了女性的魅力，没有任何伤害，而且使用简单。

第十三章　花粉病:令人紧张的美国病

纵观全人类陷入的疾病旋涡,对于北美白人而言,没有什么比有着固定周期性的花粉病更让人崩溃的了。花粉病的独特性不仅表现在它一年一度的周期性,它还会给患者带来巨大的苦恼,且没有有效的药物。在发病的时候会给患者带来巨大的折磨,但是当花粉病过去之后,患者又会变得十分健康。患者年复一年的患病却又对身体没有什么实质性的伤害。

自从人们认识到这个疾病之后,就掀起了一种社区热潮,患者们会聚集在一起互相同情各自的症状。除非症状非常复杂或者是慢性的病症,花粉症几乎不会限制患者的活动,但它有时也会在一定程度上阻碍个人在工作上的表现,会阻碍个人参加体育活动或娱乐活动。

花粉病就是一类疾病,而且该疾病的历史在人群中也有着相当高的关注度,那么我们这里也应该花一些篇幅对其进行具体的介绍,并说明现在要采取什么措施来控制它。

很多人都认为,花粉症也就是一种被放大的感冒,但其实不是这样的。花粉症和感冒的区别,就如同痱子和麻疹之间的区别一样。

在花粉病多发的季节,有些人因为微生物漂浮在尘土中导致其产生了分泌大量的眼泪以及鼻腔不适和鼻涕横流的症状,故而就宣称自己得了花粉症。然而,花粉病并不是这样子的。

另外有些人,仅仅是因为身体抵抗力的下降,有了链球菌感染,在夏末表现出急性的复发性鼻炎或重感冒的症状,也会很确定的宣布自己得了花粉病。但是,这也不是花粉病。

真正的花粉病患者对于这些乱入者的看法不屑一顾,他们知道自己什么时候是得了重感冒,或者是扁桃体发炎而伴随着鼻腔的症状。而花粉症与这些一点儿都不相似。他们知道自己准确的复发时间,在确切的日期之间,症状会像税收员一样准时到来。而且,除非他们可以担负得起昂贵的移民费用,移居到不存在过敏源的地域,否则他们只有忍受一到两个月的不适;在此期间,夜晚对他们来说将充满痛苦,并且在症状存在的时段,他们会间歇性的成为夜行动物,恢复定期与猫头鹰和夜鹰的交流。只要可以缓解症状,他们肯定会求助于任何出现的新方法,因为花粉病患者为了不再忍受疾病的折磨,什么都愿意尝试一下。存在很多治好的假花粉病患者,这些讨厌的人却有着恶魔般的毅力,极力鼓吹着自己的诊断症状以及赞美他们所使用圣药的优势。

花粉病主要是因为鼻粘膜的过敏反应,甚至是支气管的过敏反应。用普通的语言说,过敏反应就是皮肤组织对某些物质的超敏感性,而在没有这类特点的人身上就不会有反应。花粉症的激活,主要是因为特定植物自然产生的花粉中所含有的毒蛋白。

这些毒蛋白基本上都是含氮的有机物,具体构成并不是很确定,但是结构肯定比较复杂。它们对人体组织和黏膜的影响是很有刺激性的,有些人比其他人更容易受到它们的影响,而且有些人的反应会十分强烈,以至于在整个花粉季节都有症状。也就是依据这种症状,花粉症才能被辨别出来。

开花的植物在春季早期就会开始播散它们的花粉,等到了夏季中期,空气中基本上都充满了这些微小的分子,这个季节的过敏反应也被称为"玫瑰花粉症",虽然玫瑰的花粉到底是不是病因还有待考究。针叶树和草,尤其是梯牧草,被认为是夏季早期造成花粉症症状的最主要原因。之后就是秋麒麟草(goldenrod)带来的影响,但是像玫瑰一样,有可能它们的作用被夸大了。晚开的野生向日葵也是一个花粉刺激的原因。但是,影响最大的植物是两种豚草属植物,这些大自然中的下等植物茂盛生长,遍布路边和空地,很快就会成为一大片刺激鼻粘膜的森林地带。常见的豚草属植物长不大,很少超过两米,但是有一种可以长到三米或更高,它们类似烛台一样的树枝随风飘扬,大量的播散自身的花粉,好像它们非常享受给周围人带来不适。

花粉症患者的心路历程,从完全放弃到抱有一丝希望,在症状来临之际,因为又要遭受长期的病痛折磨而放弃,同时希望这一次可以有幸避免症状。甚至那些终身患病的人都会琢磨,琢磨自己的症状是不是可以比往年晚几天到来,如果是一个有条理的人,他会查看自己的记录,看往年都是什么时候开始的症状。即使他们已经放弃治疗,知道自己会继续遭受痛苦,但是还是会希望这一次的症状能够稍微轻一些。所有人都会关注第一次严寒到来的日期,从而确定自己这一次苦难的持续时间。

但是这就是他们犯大错误的地方,因为严寒的到来和花粉症的结束没有任何关系。秋季花粉症的持续时间完全取决于豚草属植物的花粉传播和其在空气中漂浮的时间,除非花粉停止在空气中传播,否则急性的症状就不会消失。在有些地域,豚草属植物的传播过程比另外一些地区时间短,而有些时候一场黑霜会很早终止所有植物的生长。但是普通九月份的严寒,除了延长夜间动物的活动时间外,不会有其他影响,而且在光照的影响下,鲜花还是会播撒它们的花粉。

当宁静之日的最终时刻缓缓到来，花粉症患者入迷地看着豚草属植物的芽膨大，正如孩童第一次在春天等待前一年秋天在地下种下的番红花发芽一样。他是一个呼吸通畅的人，等到某天早上起床，却发现自己喷嚏连连，又带有膜充血的剧痛，这预示着疾病急性症状的第一阶段正式开始。

在最初的刺激下，主要是鼻腔粘膜分泌大量黏液，海绵体的炎症迅速让其发展为长期的充血状态，这也就造成了一个鼻孔不定时的关闭。这也就是花粉症的一个特性。一个鼻腔可以持续几个小时的关闭状态，紧到感觉鼻孔被肉堵住一样，但是此时另一个鼻腔保持通畅。随后压力会减弱，开始影响另一个鼻腔。总是伴随着黏液分泌的感觉，这也让人想起重感冒的感觉，但是在头痛解除后鼻腔的充血状态并没有缓解，黏液的排出是持续的，它的缓解并不会影响充血状态。

在开始的前几天，症状只局限于头部，过敏反应牵扯到眼睛，尤其是在早上，会有大量的眼泪流出。然后会延伸到支气管和咽喉部，声音变粗，而且夜间会咳嗽，现在症状就到了严重阶段。从这个阶段开始，这些持续性的症状还会伴随一些其他症状，包括耳朵无法忍受的瘙痒和上腭的间歇性痉挛。整个身体会因为突发性的喷嚏而颤抖，尤其是在起床的早上，或者是接触到引起花粉症的源头的时候。

当疾病将患者牢牢套住之后，气喘的症状开始出现，这是非常令人讨厌的症状，会让夜晚变得很恶心。首先，完全的平躺几乎不可能，而且睡眠也变成一种奢望。呼吸变得困难，本身深呼吸可以给予的满足感，现在只能是徒劳的扩张膈肌。患者可能会有数个小时喘不上气，然后随着太阳的升起，阵发性症状又会光临，世界会变成另外一番模样。当一个人长久的经历以上几种痛苦，他也就可以考虑自己是花粉症兄弟会的一员了。

哮喘是一大部分没有季节性花粉症患者的苦恼,确诊哮喘的患者,会在一年时间里反复经历那些痛苦,而且那些真正的花粉症患者,也会在犯病季节之外受到哮喘发作的打击。虽然哮喘通常是花粉症的伴随病症,但它自己也会有许多其他致病的原因。它的治疗需要对个体进行细致的检查和评估,确定致病的原因和影响,进行治疗以帮助缓解症状,如果是外因导致的发病,还要评估外部原因的耐受性。

医学界的精英们,已经花了很多年来想办法缓解花粉症的痛苦,甚至在寻求一种永久的治愈方法。虽然花粉溶液的免疫治疗被给予了很大的希望,但是直到现在,仍然没有发现一个可以广泛运用的具体药物。

最好的解决方案,无疑就是留在一个没有特定刺激植物生长的地域中。但是要满足这个条件,要么家庭非常富裕,要么可以经得起如此长时间的离职。普通老百姓们就只有退休或者搬迁了。

很多人在高海拔地区没有症状发生,这主要是因为,到现在为止,很多的受害者都是因为豚草属植物而犯病,而这种植物是一种低纬度植物。白山地域(the White Mountain region)是大部分花粉症患者最喜欢的栖息地,可以在这里逃避每年的发病季节。当一个地域高于一定海拔的时候,豚草属植物就不能生长了,而且有很大一部分患者可以在发病季节里平缓度过。只有当暖风从底部谷里吹起,带起来一定量的低纬度植物花粉之后,才会有症状出现。但是症状通常都是轻微的,而且在风向改变之后就会立即消失。

秋麒麟草属植物在高纬度地区和在低纬度地区一样生长茂盛,而大部分典型花粉症患者在有秋麒麟草的山区却没有症状,这也就强力证明了该属种的植物对于花粉症只有相对轻微的影响。

有些患者声称在海边没有症状,而另一些人可以通过出海旅行获得平静。精神上的改变也证实有一些帮助,但即便是靠形而上学转移注意力的人,也会选择在山区度过他们的假期。

　　医生会建议患者使用许多特定的治疗药物,在使用后,一些花粉症症状也经常会得到暂时的缓解。有一段时间出现了一种受欢迎的治疗方案,主要是在病程中间阶段进行,并且被冠为一种有效的治疗方案。但是,很有可能那些得到持久益处的患者实际上是哮喘患者,而不是普通的花粉症受害者。治疗方案包括很多不同的药,包括碘化物,而碘化物被认为是治疗哮喘的有效药物,同时还有昆士兰哮喘草药(Queensland asthma herb)以及其他一部分当地药、普通的滋补药和一种缓泻药。普通人基本每天都有事情要处理,所以患者肯定需要度假来满足治疗的需求。

　　用含有可卡因的多种雾式喷剂麻醉鼻粘膜;依靠丰富的药剂和碳酸氢钠消除软骨和骨生长,这些都是人们觉得可以解决问题的办法,但最终都仅仅只是对症治疗而已。

　　当肾上腺素出现之后,大家都希望这个杰出的药物会是我们长期搜寻的迫切需要的药物,然而希望还是破灭了。我们在这里也暂停一下,并花些篇幅介绍肾上腺素,因为它的发明是药物学最杰出的发明之一,而且在特定领域中也有着不可取代的位置。

　　人们早就知道肾脏的上方有一个被称为肾上腺的腺体,这里存在着一个对血压有着惊人效果的物质。当该物质分泌液进入血液循环之后,血压会升到一个很高的数值;当用于开放伤口时,出血就会停止;当涂抹在发炎的表面时,红肿的颜色就会消退。

　　九十年代末,一位在纽约工作的日本化学家高峰(Takamine)先生,从羊的肾上腺中提取出了有上述效果的纯净物质。这种物质被命名为肾上腺素(adrenalin),并且立马获得了广泛的运用。有些科学家称其为"epinephrin",但是对于医学专业而言,它应该是"adrenalin"。它具有生物碱的多种特点,与酸反应生成盐,其中之一就是盐酸盐,提供着医疗界大部分的药物。它在普通溶剂中极不稳定,尤其是暴露在空气中的时候。但是因为它的作用极强，必须在稀释很多倍之后才能使用，所以盐酸盐在市场上都以 1∶1000 的稀释比例使用，溶剂中加入氯丁醇（chloretone）并且浸透在惰性气体二氧化碳当中保存。

通过使用盐酸肾上腺素的喷雾或膏药，很多花粉症患者极大地缓解了症状。但是有些患者在症状立即缓解之后，又发生了更严重的充血和突发性喷嚏的症状。

对于花粉病，现在主要还是考虑疫苗和花粉治疗作为最主要的治疗手段，用来解除发病时的症状。这一治疗手段的理论，以及生产疫苗的方法，都在本书前面的章节中有所叙述。

在接受治疗之前，通常是在发病前的八到十周，需要确定患者的致敏因素，这也是为了确定患者具体的致敏花粉。通常会在前臂下的表皮，也就是肘部下，划出几道划痕，然后一次又一次在上面滴上一滴导致花粉病的花粉提取液。患者通常会对其过敏的花粉有明显的反应，即在划痕周围会鼓起一道鞭痕，痕迹越来越大，而且还会伴有明显的刺激症状。

在查明了易感的花粉之后，该花粉的毒蛋白浓缩溶液会经皮下注射，一周两次，一直持续到发病期开始前，随后停止。在注射开始时，注射的溶液是高度稀释的，否则的话患者将会表现出所有花粉症发病时的症状。但是，随着耐受性的建立，注射的浓度也会随之加大。

但是这个治疗方案作为持久的治疗还缺少很多数据，病情在有些情况下并没有缓解，这有可能是因为诊断的时候没有找到正确的致敏因素，而不是试验本身的问题。但是很多情况下，还是可以正常建立免疫力，但是这个免疫力能持续多久，仍然是个未知数。有些专家认为，免疫力会随着时间的流逝而慢慢减弱，所以应该每年都进行加强，但是另外一些则认为免疫力是随着时间而加强的。

花粉症是一种特有的疾病，并且反映出美国人的性格，这也是其他任何习性都无法比拟的，也就是对一个人有效，但对于其他人往往是无效的。那些有时间且有钱的人，会一个方法接着一个方法去尝试缓解症状，但是从来都没办法获得永久的解脱。他们最大的解脱，就是和同样患病且不同程度的人一起讨论这个疾病。

唯一看似可靠的治疗方案，就是依赖于花粉毒蛋白浓缩液的注射，当然这也排除了逃到一个清爽环境这个方法。注射的方法是一个持久的事，而且结果通常令人非常沮丧。大部分美国人都不会轻易屈服于任何拖延所带来的感觉，无论多懒散，他们都希望能立即看到结果。所以经常能听到以下陈腐的评论："如果谁能发明治疗花粉症的药物，那么这个人肯定会发大财。"

第十四章　药物立法及其对医药行业的影响

在前面的几个章节中，我们已经提到了一部分涉及药品制造商相关事务的法律应用。由于现在大范围和没有限制的使用鸦片等其他麻醉剂，我们提及了《哈里森麻醉剂管控法案》(the Harrison Anti Narcotic Act)对于麻醉剂的管控；也说到了威利博士的在食品和药物法案中的管理工作，以及美国税务总局在处理酒精问题时的难度，因为其涉及医药行业。

我们还需要用一些篇幅，来阐述一些重要法律与药物贸易的联系。

在过去的十二年中，药物和医疗行业靠这类立法进行了革新，也许对于旁观者而言，这并不值得称道，但是它们在交易事务的调整和管理中起到了非常重要的作用。这些新的改变很大程度上都是在保护公共卫生以及加快实现行业理想的进程。总体来说，改革还是合理的，但是其中有一部分伴随的法律法规有些令人反感，而有些新出现的体系如同家长一般干涉个人事务。

以贸易总体来看，最重要的措施就是《食品与药物法案》，众所周知的是《食物标准法规》，其在 1906 年获得通过；1914 年通过的《麻醉药物控制法案》（*the Anti Narcotic Act*），又被称为《哈里森法案》（*the Harrison Law*）；还有 1919 年通过的《禁酒或酒精管控法案》（*the Volstead or Prohibition Act*）。

　　与这些重要法案一起确立的，还有一系列影响较小的法案，例如，血清和疫苗的管理；吸食鸦片贸易的管理；通过邮件邮寄有毒物质的管理；在一些药物中使用变质酒精的管理，以及利用假药物的方法制造不正当边石材料的进一步规定。

　　上文所描述的法令都是由国会通过的，适用范围就是整个国家。还有一些相似的法律在一些地区或市政法令中通过，也是为了对应处理不同地区的不同问题。

　　联邦法令都是理智规定的，也尽量不给合法的交易带来不必要的困难。有些州并没有太强的立法意愿，它们对食品和药物的管控依据的是联邦政府制定的法令。另外一些州可能在国家对于食物和药物立法之前就出台了相关规定，但是几乎所有州都对药房有着明确的规定和相关的法令。

　　不同州的立法可能会有相互矛盾的地方，所以就会出现一个产品，因其符合大部分州和联邦法律，在这些州是合法的，但是在个别一两个州中，却是违法的。

　　在具体的市政法令中可能存在更大的矛盾，过度热情的卫生官员在不断的制定反映自己对于食品和药物理解的规定，却很少或不去考虑整个贸易这么多年的运行情况。这一阶段在革新中可能是最让人不安的了，因为这也就意味着可能会发生以下的情况：为了满足某个城市的不合理规定，制造商必须改变自己的产品，并且重新规划自己的产品商标，目的是在其他的城市销售自己的商品。

　　现在的医疗行业，根本不应该有地区的限制，一位在底特律的制造商，应该可以在全美国卖他的商品。在每个城市、每个城镇和每个村庄,从大西洋到太平洋,从格兰德河到加拿大边境。

州立法案通过与联邦政府合作,从而达成基本的统一,而这其中为了达到统一的目标也有过谨慎的考虑。

市政法令这一部分是一块难啃的骨头。当地的情况会影响到法令的进展,而政治上的考虑又经常服从于功绩的提升,所以就会在当地法令中出现一些不必要,或者是不合理的规定。

对联邦法案的概念和理解有一个大概的认识是非常有益且十分有趣的。比较重要的法案,其建立主要有以下几种模式,一种是某个受欢迎受关注的运动,或者是某个杰出的人在大背景的需求下制定了总的法案,抑或是受到政府中某个职员的启发,该职员在工作中如鱼得水,最终得到了国会山议员们的认可,而法律中就会包含他的观点。

《麻醉药管理法案》和《酒精管理法案》就是第一种方式的结果,汉密尔顿·莱特(Hamilton Wright)与麻醉剂的管控运动有关,而韦恩·惠勒(Wayne B. Wheeler)赞助和推广了《酒精管理法案》。

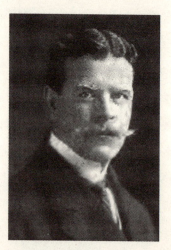

图 80　**汉密尔顿·莱特(Hamilton Wright)**

《麻醉药物控制法案》的作者和推广人。

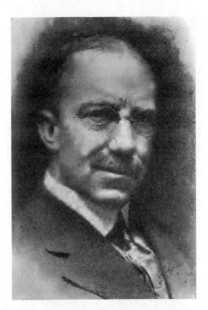

图 81　韦恩·惠勒(Wayne B. Wheeler)
因推动《禁酒法案》著称。

　　《食品与药物法案》和《杀虫剂与杀真菌剂法案》(the Insecticide and Fungicide Law)是第二种方式的例子。许多年前,有一位正值壮年的男子,来到了华盛顿的农业局(the Bureau of Agriculture),与其他六个人一起,组成了整个局的全部化学员工,他们给现在的化学局(Bureau of Chemistry)打下了基础,这个男人就是哈威·威利(Harvey W. Wiley)。当时还没有什么农业部门,之后发展壮大的农业部门,在那个时候还只是农业局(the Bureau of Agriculture)。这个机构是原来专利局下的一个下属部门,只是最终从专利局分开而已,而在威利博士到来的时候,他领导的是一个不隶属于任何部门、概念模糊并且直接向总统汇报工作的单位。农业部是在克利夫兰第一任结束的十九天前建立的。威利博士的早期工作主要专注于甘蔗和高粱,渐渐地,他的工作开始涉及其他领域。一段时间之后,饲料的研究,乃至食品的研究开始变得重要起来,所以当食品研究的规模开始扩大,整个研究也开始走向成熟,对于我们餐桌上的食物开始有了一些法令之后,威利博士就一头扎入了他毕生的事业中,由此建立了《食品与药物管理法案》的基础。

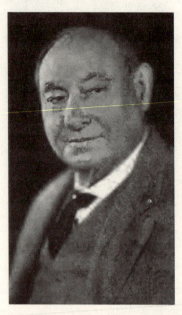

图 82　哈威·威利（Harvey W. Wiley）

推广《食品与药物法案》《食物标准法规》。

然而在这之前,老的农业局被转为一个部门,而化学实验室走过了不成熟的青涩期,已经发展成为了一个羽翼丰满的化学局。

当威利在向着他的目标努力的时候,有一名叫海伍德（Haywood）的年轻人来到了该局。他是一名不知疲倦的工作狂,他的兴趣是研究用来保护庄稼不被害虫、真菌破坏的粉剂。正如威利在食品安全相关法律条文上发现的一样,海伍德发现法律条文中,保护农民庄稼不被害虫破坏、牲畜和家禽不被蜱和虱子伤害的章节还有待完善和改进。

威利博士的坚持和无畏最终成为《食物标准法规》的条文,几年之后,海伍德的努力也随着《杀虫剂与杀真菌剂法案》的问世而得到了肯定。这两个是由政府官员发起、逐渐发展并最终立法的典型案例。

在所有医疗行业的法律中,《食品与药物法案》的影响最深远。无疑,这项法律的出台是非常必要的。我们已经讨论过了不同药物交易分支的内在联系,以及它们相互之间运作的机制。随着医疗行业的发展,很多企业之间的竞争愈发激烈,不当的竞争手段,严重妨碍了那些努力维持行业高水准的人。天然药材被掉包,换成了没用的蔬菜,或者灌满沙石或沙砾。粉剂也被一些无法用常规方法检测出来的物质所取代,以此迷惑大众。这种"替代"手法屡见不鲜。

虽然医药化工制造商保持了一个比较高的标准,但是即便是制药商,还是有很多公司的产品都是在标准之下。这不仅让那些尝试进行合法交易的商人和制造商感到沮丧,更严重地威胁了公共健康。

医师需要值得信赖的药物来对抗他所面对的各种紧急情况。无论是他提供的,或是开具处方的药,测试产品的功能并不是他的职责,他要靠这些药物的供应商来保证药物的品质。如果当他需要洋地黄的酊剂来处理一个危机的时候,他需要的是用有效药物制造出来的产品。他不能接受任何替代品,他开的药成分不能用其他材料代替。如果洋地黄的质量不过关,酊剂就是无效的,那么医师的措施也是无效的,那么他也就无法及时医治病人。

在《食品与药物法案》立法之前,除了个别州有相关管理的法规,大部分州都没办法管理药材的质量,更别说管理用这些药材制作出来的成品药物。值得肯定的是,有药典和国家药典制定的相关标准,而那些声誉良好的企业会根据这个标准制造药物。但是竞争非常激烈,通过许多不同渠道,市场上充斥着各种替代产品。

在直接卖向公共的药物当中,存在着大量滥用的现象。有很大一部分就是纯粹的假货,而其他一部分的商标上写着不可能的效果或夸大的疗效。这种情况对于那些值得称赞的药物来说十分不公平，而这些药物当中有很多质量很好的药物。就此开创了任意妄为的宣传，其涉及了所有"专利"药物和产品，而这也一直持续到现在。

这些事件最终导致《食品与药物法案》的通过，而这也引起了业内极度的慌乱。业内有人投入了大量金钱和精力去阻止该法案的通过，但是在 1906 年的 6 月 30 号，该法案通过了参议院和众议院，最后由罗斯福总统签字生效，从此成为国家的法案。它具有宪法合理性，由最高法院进行修改，而它涉及的相关医疗交易，由《谢利修正案》（the Sherley Amendment）进行澄清和说明，这里进一步强调了关于产品是否虚假和标签涉及带有欺骗性词语的相关规定。

在早期立法期间发生了许多有趣的事情。在进口行业，伪装行为已经成了常态，但是在这段时间其受到了曝光和纠正。曾经可以利用鹅卵石和泥土迷惑重量的阿魏胶，被勒令丢弃这些掺杂物。装饰藏红花和一种叫作 feminella 的人造物质，由金盏花和煤焦油上色，再由油增加重量。若被抓住，要么被勒令解除这些伪装，要么不准进入美国。用来隐藏铅块和其他外来货物的鸦片球，被勒令报出它们虚报的重量。当询问进口大量橄榄石的用途的时候，发现其是用来替代粉剂药物的。运输树根、树皮和叶子的包装都是随意装箱，含有大量泥土、树枝和树干、鸡毛和其他的一些垃圾，它们都是在港口被拦截下来，要么被退回原出口地，要么在整改之前一直被扣留。这些天然药材的贸易引起了轩然大波，但是合作总比对抗带来更多利润，最终抵抗也就慢慢消失了。

现在还能通过港口进入美国的药物原材料，大多不像十到十五年前那些货物中存在各种垃圾杂物。

在那些落入行政官员手里的假冒伪劣药品当中，有一些还是很有意思的，其中有一种药物声称具有海狸油（beaver oil）的特性。这种油一般推荐用于躯体疼痛和炎症，从头痛到冻疮都可以使用。分析之后发现,该药物仅仅含有黄樟油和溶于汽油的辣椒籽(红辣椒)。

另一个自称可以治疗丘疹、黑头粉刺、皮疹、疤痕、晒伤和手部皲裂的"皮肤营养品",在检测之后发现,该"营养品"仅含有用粉色阴影上色过的泻盐,也许在当地的语言当中,将其称为"皮肤"营养品从某种意义上也是正确的。

欺诈油(humbug oil),也就只有名字的描述不具有欺诈性。其用来缓解白喉症状,曝光之后发现其中只含有松脂、亚麻籽油和氨的混合物,还有溶于水的具有挥发性的生物碱和铵盐。

当时盛行的一种最恶毒的假药,是一款自称可以借助放射性来治疗癌症的药物。后来证明,该药物并没有任何放射性,而荧光的表现实际上只是有少量奎宁的缘故。奎宁在酸化水当中能显现出蓝色荧光,但销售方却直截了当说这是因为放射性物质的原因。

在标签和宣传单上夸大标语的药物,即便直接卖给公众,也无法与假药相提并论。从某些方面来说,这些药物是有价值的产品。为了扩大销量,就造成了上述想方设法进行虚假宣传的结果,所以其中大部分药物都在法律生效之后被介入调查。但是,这些药物只要有任何可以生存的理由,就会很快进行调整,而后在新的法律范围内重新上市。大范围的清理运动,让这些药物从之前的专利——药物工业中解脱,并在国有经济中享有一席之地。

《食品与药物法案》极大地提升了药品中使用的药物原材料的质量,让不符合标准的药材流入降到最低,也让制造商无法制造虚假标签,即便成分中有任何有害的物质,也需要正确地标在商标上。这样也停止了商家继续搜寻可以用来做替代品的行为,维持了法律的公正性。

比起带来的利益,《食品与药物法案》在很大程度上为大众带来了更好的结果。到目前为止,用来对众多药物分支进行伦理审核的法律执行情况,其成功与失败主要取决于行政官员的承受力和智慧。

技术爱好者的参与是悬在合法贸易头顶的一把达摩克利斯之剑。在法案条款修订的十四年中,医药贸易一直处于一种紧张的状态,主要是因为其涉及多个方面的利益。这并不是对法律本身的批评,也不是在批判那些诚实且认真遵守法律的商人。这些科学狂人(然而对于这个法案,最终也是科学狂人召开的),经常因为坚持自己的一个观点,不顾整个大局的规划。然而这样做的结果就是,在把个人观点融入药物与医药的法案当中的时候,可能会违反他所不了解的一些情况,而且还有可能因为推行自己的优势而轻视的观点,从而造成不必要的困难。

举个例子来说明在医药的生产和制造上采用这个态度的影响。在一些地区内,会有某种药物是医师和大众都认可的。但是在这个地区以外,可能很少有人或没有人知道这种药物的用法。也许这种用法在专业领域为大多数人所熟知,或者有可能在医疗界具有广泛的争议,而普罗大众对其作用嗤之以鼻。但是对于已有良好治疗基础的药物使用方法产生的截然相反且富有争议的治疗方案,是不受《食品与药物法案》这样有着深远影响的公正法律所保护的。

如果一种药物或是一组药物的使用,明显可以缓和疾病症状,或者是可以使患者恢复健康的状态,那么它们的合法使用就不应当受到任何阻拦。不幸的是,现在的科学偏执主义损害了立法的进程,因此,大部分贸易都对这一结果感到鄙视,从而使得交易一直处于一种紧张的状态。

一两个简单的事例就能说明这个情况。不久之前,一些行政科学家在一起讨论,为一个明确的疾病开发药物,其合理的界限应该在哪里。而这里提出的问题就是,一个药性明确的药物为了发挥其效力,是否不能将其添加到其他药品配方中。而最终做决定的专家,迅速地回答说他从未听说过那个药物,实际上这个药物是在医学院教科书和药物课本上有着明确的记载并且其治疗方案也十分完备。

　　还有另一种情况,当对使用最广泛的一种药物产生行政偏见时,一位提倡者建议邀请政府内和政府外的不同专家一起对该药物的疗效展开辩论。但是得到的答复却是那个官员不管其他人的意见,哪怕所有专家的意见都与他相对,他所认定的态度和政策也不会改变。

　　在这里提到的这些事件并没有任何批评的意思,只是阐述立法对于药物行业的影响,以及现在存在的不可争辩的情况的原因。

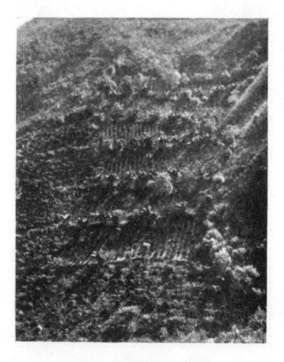

图 83　秘鲁的可可种植园

　　然而与《食品与药物法案》中所表现出来的不确定性相反,负责《杀虫剂与杀真菌剂法案》的官员所表现出来的政策让人欣慰。虽然这个法案主要涉及的是用来处理害虫和真菌的产品,但是之后也拓展到抑菌剂和杀菌剂。后两者也是在药物贸易中进行制造和销售的。对于那些想要遵守法律或者是想要搞清楚一个模糊或不确定的标签的企业,获得《杀虫剂与杀真菌剂法案》官员的帮助非常简单。海伍德团队所持有的态度对于药物贸易和其参与者是一个明显的帮助,尤其是当他们想要寻求帮助和合作的时候。

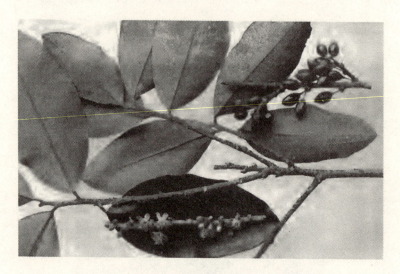

图 84　可可灌木丛

虽然《食品与药物法案》在控制很多威胁药物市场的行为上是非常有效的,但是也有一部分在它的管辖权之外,而这时应该让邮政管理局参与到整个革新中,从而制定相关的政策。相关规定主要影响驱逐有欺诈特点的邮件广告,尤其是涉及在假借口下挣钱的时候。许多欺诈行为都是通过报纸广告和信件广告实施的。这类广告包括治愈癌症、酗酒、吸毒、肺痨、疝气以及其他一些相似重症疾病。推销商在广告和信件广告中发生的欺诈特点,主要见于药物的外包装,但是很多时候,这些药物并不包含令人讨厌的东西,也许是产品本身令人讨厌。一定要理解的是,在食品与药物法案的规定下,一种产品或企业如果在进行整治就不能被处理,除非从一个州进入到另一个州,又或者标签含有虚假的信息和表述,抑或是宣传单中含有类似的信息。基于这个情况,许多产品都不受该法案的约束,因为它们的经销商仅仅把宣传限制在媒体和信件上面。但是复仇女神最终还是以邮政检察官的形式降临到他们头上,那些欺诈订单,最终被排除在信件和广告以外,成为重点整治的对象。

一个宣传能治疗癌症的产品被邮局行政查处,该产品声称包含很多种治疗癌症的药物,据分析也就是由黏土膏状的消炎膏、一瓶凡士林、一瓶撒尔沙植物化合物、用滑石粉与糖合成的药片以及用棉花籽油与甜杏仁制成的擦剂。另一个广泛宣传的治疗方法其实包含了大约二十四种药物和产品。但是,也许在铁面无私的政府曝光的假药中,最有趣的还是由沙砾和黏土构成的药物。该药物承诺,可以把肿瘤从毛孔中"吸"出来,而且推销商还油嘴滑舌地说,如果将一块黄油放在一个两英寸厚的木板一边,另一边放他们的产品,油脂会被产品从木板的孔中吸过去。

市场肯定不会给那些被政府曝光的药品任何的地位,包括那些所谓的能治愈肺痨、毒瘾、酗酒、肥胖和疝气的药物。化学局在与邮政部门的合作下具体负责收集和检验这些药物。这些成果的功劳,很大程度上应当归功于莱曼·开普勒(Lyma F. Kebler),他坚持对所有有问题的"万能药"进行检验,正如在广告板块宣布了一项耸人听闻的事件一样,他一直坚持到业界不再有这种药物出现。通过工作人员的坚持,医药界修掉了许多累赘。

1914年通过的《麻醉药物控制法案》,为美国国内广泛存在的所谓"疗养院"响起了丧钟。这些治疗通常都包含那些患者尝试戒掉的神经药物,而《食品与药物法案》又能很少或根本无法管理这些药物,除了能要求药物标签表明神经药物药瓶中的成分和质量以外,并没有其他办法。但是《哈里森法案》的出现对于这些药物的流通有着非常明显的管理效果。

合法的药物交易从来没有处理鸦片制剂和可卡因的销售,因此这项法案的出现,也成功地让这些药物不会被用来制作不良用途的药物。除了合法登记的使用量和保存量,交易中并没有出现任何不方便的现象。

从鸦片中提取吗啡,从古柯叶中提取可卡因,并将这些生物碱转化成制药商和配药医师所需要的纯盐,一直都是该行业有利可图的环节。在整个医药界的这一分支中,很难估计其到底有多大分量,但也可以想到它一定不小。任何情况下,只要有行动要对进口药物原材料实施监管,或者是对药材的流向实施更严密的监控,这些制造业的化学家都能积极的保有自己的特权,并且保证法规中没有对他们不利的条款。

说到大众的零售药品贸易,对神经类药物的管控是业界一贯的特点。它由医学界所承认。如果最终消费者或个人可通过其他合法途径而不是零售柜台获得神经性药物,那么这一药物产业分支会无法做任何抗议而被迫交出特权。

《麻醉药物控制法案》停止了可卡因和鸦片制剂的公开和无差别流通,但是该法案能在多大程度上阻止地下交易、走私还有通过肆无忌惮的商家流出的药物,很大程度上还是要看执法官员的执行力和智谋,同样也要靠大部分群众的道德以及同情心的支持。我们已经在前面的章节讨论过这种情况,而且也提及了在美国哪种成瘾是最流行的且流行到何种程度。法案的效果之一就是消除了调剂药剂师的存在,阻止了这一层面上恶行的进一步扩散。现在责任在很大程度上落在了医学专家手上,同时也间接落在制造商化学师和制药商手中,这些人在他们的事业中,只需要遵守上级下发的指令进行操作和准备,至少对于他们而言,这些指令是善意的。此时,所有药物的制造商都不是神经药物流通的任意一环,他们不能成为这其中的一员,在《哈里森法案》的监控下,他们被完全挡在了门外。

从道德层面上来说,怎样依靠制造商的化学师或是制药商来知晓他们商品的去处和目的,在此无法讨论。

搞清神经药物的最终目的和使用指令经常是比较困难的,对于酒精药物而言,情形是不一样的,我会在之后讨论《禁酒法案》之时提到,在这方面,制造商在猜测消费者购买意图上几乎没有困难。但是神经药物的情况不同,这其中的道德和义务是更加模糊的。

从整体来看,《麻醉药物控制法案》在制药工业中有着较好的直接影响。

我们现在来到了最近的一项法案,同样也是最具有革命性的,也对制药工业从上到下,从里到外有着巨大的影响。《第十八修正案》(the eighteenth Amendment)和《禁酒法案》(the Volstead Act)的颁布,是为了传达精神,加强管理,它从上到下影响了药物和医药工业,也许仅仅除了药物原材料交易商。

该法案的效果立即由酒的流通传到药品贸易,这也是后者无论如何也不想接受的情况。一个产业,已经背负了许多不同的手续,并且还要检查行业中行为的合法性,突然又发现自己成了一个已经成熟且难以驾驭的孤儿的养父母,从某种层面上来说还是一个被诅咒的孤儿,而这位孤儿已经被立法所伤害,但是你还得为其提供福利,同时还要保证不出乱子。这是一个很大的责任,而法律修正案至今还没有完成。

药物行业不仅成为酒精的主要负责人,还有一大堆新的规定和法案影响着药品的销售和行业自身的管理,该行业自身还是酒精的大顾客之一。

起草《禁酒法案》的官员们没能或压根就没有认识到酒精是一些药物的重要组成部分,或者可以作为大量药物和医药化学物质的必要调和剂,这也是业界不幸的地方。法案的监控并没有区分哪些是用来制造药物治疗疾病的,哪些是用来享乐的,执行的禁令对待这两者并无差别。

现在的观点普遍认为,很多酒精药物就是伪装的酒,而且功效主要是靠其中的酒精,这些人明显没有花精力去了解医药化合物的真正情况。这无疑是那些法案制造者们的流行观点。无论如何,这种情况就让像制造马钱子流出提取物这样强效且有毒性医用物质的制造商,与那些制造和销售在餐桌上饮用葡萄酒的制造商实行一样的监管。

我们已经在前面的章节尝试介绍了酒精在药物和医药行业中所占有的重要地位,并且也揭示了一种流行的谬论,那就是一部分不受监管贩卖的药物实际上是伪装的酒精饮料。我们不用再进一步讨论这个话题,但是这个观点再一次在这里提出,是因为《禁酒法案》对于医药有着直接的影响,而对酒精重要性错误的认识,无疑给这项法案的建立带来了巨大的影响。

这项法案的生效,让酒精饮料从酒品工业转变成了整体和零售的药物贸易。而且还有着相反的效果,又出现一种新的药剂师和医药制造商,他们大部分的前身都是酒品制造商。结果是国内一下子充斥着伪装成药物的特别制品。它们通常从国税局获得合法许可,而产品的组成通常就是葡萄酒或者威士忌,却比药物更受欢迎。此外,制造商们通常会替换成分,不完全按照递交到国税局的申请来制造产品。作为例子,我们会在下文介绍一种与之相关的新产品,一种滋补通便的补酒。

行政当局给了制造商制造这类产品的权利,主要是因为其医药价值和非饮品的特点,该药也是基于该产品中含有特定剂量的药物——药鼠李。当真正的药鼠李或是其液体提取物在产品中生效的时候,该药物的生理作用在味觉和肠道上都有着很明显的表现。如果那些制造商在新产品中,限制自己使用真正的药鼠李,也就可以避免接下来发生的令人羞耻的事件。但是当时,市场上充满了大量所谓"无味""无苦味"和"含香味"的药鼠李,以及其他声称可以有同样效果的产品。事实上，他们都清楚有苦味是最基本的情况，我们也都知道这也是纯正的药鼠李最主要的特点。用其他物品取代药鼠李很快成为大规模的举动，结果就是原本拥有"不适合饮用"的特点在新的产品中不复存在，人们大量买进这样的药品用于饮酒。

整个医药行业因为这件事背上了不光彩的一面，但是幸运的是，行政部门很快注意到了这个情况，并在1921年修正案中对该行业进行重新规定。自此以后，那些新的产品要么乖乖地再次成为真正的药物，或者退出市场。

对于法案的字面解释还会防止一些知名家庭产品的过度应用，例如牛肉、铁和红酒，这些是康复期非常受欢迎的滋补品；未成年人的万能药——牙买加姜汁酒；胃蛋白酶和乳酸胃蛋白酶，这种黄色与粉色的制剂是我们对美食学的全新认识，由于这些产品味道还可以接受，而且严格意义上来讲，它们应该属于饮品范围的产品。然后，还有一类很重要的产品，被称为是重建滋补品，它们的成分差异很大，主要取决于它们的用途和患者的特点，但是有一点是相同的，它们大部分都很可口。它们必须要合口味，因为人们每次都会摄入比较大的量，通常是一葡萄酒杯或更多，这也是很必要的，因为溶于水中的药物被稀释了很多。康复期滋补品的特点就是，每次吸收的时候只有很少一部分的药物，但是需要频繁地坚持服用。在康复时期，患者的身体是很敏感的，所以药物不能引起胃部不适，而且在味道和气味上不能引起感官上的反感。

法案的执行在这些药物上持有比较慷慨的态度，尽管有证据显示，有些时候它们用于治疗以外的用途。作为一个规矩，快速成长起来的公司一直默许这些非法的流通，而且没有参与普通的交易环节。实际上，这条分支的全部交易都很情愿地给予执行《禁酒法案》官员很大的支持和帮助，尽管事实上这些新法案对于他们而言，增加了很多负担和行使普通事物的手续。

比起执行《禁酒法案》的官员，这个市场自己能更好地知道自己的产品是否用于非法目的。当产品因为其中含有的酒精而不是滋补的目的给人们带来愉悦时，其消耗量会在整个市场中大量增加，这样不正常的销售量也不难解释。例如，给零售商提供的货物，基本上都是不超过一品脱大小的瓶子。当然，偶尔也会购入大包装，但是总体上而言，在市场中流通的主要还是以家庭装为主。所以，如果零售商、便利店或者商贸中心开始以桶装的量来购入牙买加姜汁酒、牛肉、铁、葡萄酒、月桂酒和胃蛋白酶与乳酸胃蛋白酶的话，而且还是一周又一周的购入，那么这些商家的最终目的也就不言而喻。整个市场，作为一个守法的整体，有道德义务限制这样的流通，而行政机构也认为这样的合作是有必要的。

随着国家禁令的出现，有关变性酒精使用的规定也发生了一定改变，而且它们在药物行业的使用有了广泛的拓展。在这之前，对于医药中的变性酒精还有酒精在成品中没有作用的产品，有着非常严格的规定。当然有个例外，就是碘酊以及一些用很纯的工业原料制成的擦剂。碘酊和擦剂本身就不适合饮用，所以将它们的配方改变成特殊变性酒精也不是什么难事。

就在《禁酒法案》颁布不久，变性酒精在各种外用药物的拓展应用，成为国税局的政策，而且也被市场所利用。护发素、浴液、抑菌剂、洁牙液、乳液、花露水以及香水都最终被划分到了这个特权范围内。

变性酒精在市场上占了便宜，因为在使用纯酒精，或所谓的非饮用酒精的时候，可以排除很多不确定性和复杂性。除此之外，这类酒精不收税，这在一年生意中非常重要，尤其是在酒精销量很大的时候。

影响药物行业的次要立法之一，就是在 1902 年 7 月 1 日通过的法案，将血清和疫苗的生产纳入公共卫生局的监管之下。在这之前，任何人都可以参加到这类复杂的医疗制品中,而且有些公司生产的产品都缺乏必要的治疗特性。外来生物的感染会带来严重的事故。天花疫苗被破伤风杆菌感染,会给接种疫苗的患者带来毁灭性的结果。不活化或效价弱的血清和疫苗也很常见,还有很多没有很好消毒的抗毒素的使用,均带来了惨痛的教训。

当意识到这类物质必须要在无菌条件下生产,很明显这种工作就只有交给能达到这类标准以及有能力进行这种错综复杂生产的厂家,才能生产出没有任何问题的血清和疫苗。

事实证明,政府对血清和疫苗的监管非常有用,就像政府对肉类的管控一样有效。

由生物调查局进行的一项控制本土野生捕食性动物的活动已经给出了相应的参考。这项工作的完成对整个公共卫生和畜牧业十分有利,除了对于提供番木鳖碱和糖精的一些化学家以外,并没有对药物行业产生直接的影响。在大量的化学试剂和抑菌剂的需求下,联邦政府以同样的方式对控制储量的增长及其流入市场之前的质量进行管理,起到了很大作用。

在过去的二十年中,立法对于公共卫生有着极大的益处,而且毫无疑问,从某些方面来说,对于行业道德的提升也有着重要的作用。对于药物行业的直接影响,除了很大程度上限制了该行业的行为,从整体来看,还是非常有必要的,尽管单独询问一些零售商,他们会非常不赞同。但是这也净化了一大部分骗子群体,并且限制了他们的不法行为,单单这一项就是非常值得的。

现在进行药物零售,在药房管理上有着大量的市政发令和国家监管。在法典上写的每一条新政令,对于街边药店的店主就有了全新的要求,直到今天,服从许多监管的细节包括一堆单子和表格,而且像城市、国家和联邦机构会提供大量纸质文件,还有持久的警戒防止社员和其他工作人员逾越法律的界限。老旧的贩卖药物的行为已经不再存在,也许会被一部分人怀念,但是现在要遵守新的规则,老旧的时代就像野生河马和企鹅一样从本土动物中消除。

在这个可敬和真正专业的行业,整个国家都对其充满了敬意,而且还有着更多的责任,相比于其他商人,专业知识和能力比商业智慧和灵敏嗅觉更重要。

看起来药物行业涉及各方面的立法,只要是可能涉及的都有相关的法律。公众的压力不得不进行大规模的立法。国家法律是十分重要的,而城市法令也将是我们政治行为中的一大亮点。

我们州立机构中医疗和药物的专业爱国人士,会在药物行业中形成一致的法律监管,修改联邦政府出台的政令中被忽略的细节以及没有可持续性的地方,让当地卫生官员和公众都能满意,并且也让其意识到了不及时和不敏感的管理规矩,在我们的经济生活中是没有地位的。